L'ART

D'ÊTRE MALADE

DIJON. — IMPRIMERIE J.-E. RABUTOT
place Saint-Jean, 1 et 3

L'ART
D'ÊTRE MALADE

PAR

LE Dʀ L. NOIROT

Membre des Sociétés de médecine de Lyon,
Nancy, Metz, Besançon, Gand, Anvers, Zurich, etc.
Chevalier de la Légion-d'Honneur.

Si tu es malade, console-toi et espère.
L'Ange de la guérison aime les âmes fortes
et les volontés énergiques.

MEIDANI.

DEUXIÈME ÉDITION

PARIS
E. DENTU, LIBRAIRE-ÉDITEUR
Palais-Royal, 17 et 19, galerie d'Orléans

DIJON
LAMARCHE, LIBRAIRE-ÉDITEUR
place Saint-Étienne

1871

Sachons nous traiter nous-même comme Reil traitait, dit-on, ses malades. Entre ses mains, on pouvait perdre la vie ; on ne perdait jamais l'espoir.

FEUCHTERSLEBEN.

PÉTRONE disait que la médecine n'était autre chose que la consolation de l'esprit. *Medicina nihil aliud est quam animi consolatio.*

Ce Romain sceptique ne pouvait guère tenir un autre langage, s'il est vrai que le chou, panacée universelle du grand Caton, ait constitué pendant des siècles toute la thérapeutique du peuple-roi.

Mais en restreignant la puissance de l'art de guérir, l'affranchi de Néron émettait sous une forme sarcastique une vérité qu'on a trop souvent méconnue :

C'est que les modificateurs moraux jouent un rôle immense dans la guérison des maladies et que ce sont dans tous les cas de précieux auxiliaires de la thérapeutique.

X

La philosophie s'est de tout temps montrée assidue au chevet du malade pour lui prêcher la résignation.

Elle a un trésor de sentences bien propres à rendre la sérénité aux âmes désolées, par exemple cet aphorisme que je regarde comme un des joyaux les plus précieux que nous ait légués la sagesse antique :

« Pense plutôt aux maux dont tu es exempt qu'à ceux dont tu es frappé. »

J'ai toujours admiré dans le « Gulistan » de Saadi l'histoire de ce malheureux qui se lamentait de manquer de chaussure, mais qui bientôt se consola et remercia la Providence quand il vit se traîner dans la rue un homme qui n'avait pas de pieds.

Les Chinois qui, suivant l'expression d'un

homme d'esprit, sont moins sots que les paravents voudraient le faire croire, ont exprimé la même idée sous une forme qui n'est pas moins ingénieuse.

Un homme monté sur une méchante mule enviait le sort d'un riche qu'il voyait se pavaner devant lui sur un superbe cheval.

En se retournant, il aperçut une foule de gens qui marchaient à pied, quelques-uns avec de lourds fardeaux, et il cessa de se plaindre.

×

Il est certain que la résignation est salutaire. Elle hâte, comme on l'a dit, l'ouvrage du temps consolateur.

Mais nous ne pouvons admettre avec Mme d'Épinay qu'elle tienne lieu de fermeté.

La résignation est une sorte d'affaissement sous la nécessité, et ne constitue jamais qu'un état passif.

Si elle permet à la nature de suivre en paix les diverses phases de ses évolutions bienfaisantes, elle ne la seconde en rien dans ses opérations.

Il y a, au contraire, certains modes passionnels qui sont des puissances réelles, des forces effectives dans l'art de guérir : la foi, l'espérance, la volonté.

X

Le sujet du nouvel opuscule que nous offrons au public est l'art de gouverner son esprit dans les maladies.

Il ne suffit pas, en effet, de se soumettre avec docilité aux prescriptions de la science ;

Il faut savoir réagir soi-même contre la maladie par un usage habile de ses facultés intellectuelles et morales.

Il faut mettre en pratique le proverbe que Regnier a formulé dans ce vers charmant :

Aidez-vous seulement et Dieu vous aidera.

Rien n'ajoute autant de force au principe vital et ne favorise aussi activement la solution des maladies que la fermeté du caractère.

Pour arriver d'une manière prompte et heureuse au terme de ses souffrances, il faut, à l'exemple de Jésus de Nazareth, porter vaillamment sa croix et non la traîner.

×

Il y a dans l'énergie morale des ressources incalculables. Malheureusement, à l'époque où nous vivons, quelques intelligences d'élite en ont seules le secret.

La défaillance de la volonté est úne des maladies du siècle.

On prêche le bien et on fait le mal; on admire le beau et on fête le laid; on couronne la vertu, mais c'est pour le vice qu'on réserve ses sourires et ses tendresses.

On voit le navire aller à la dérive sans se donner la peine de saisir le gouvernail. On se laisse emporter par le torrent sans même s'accrocher aux arbres du rivage.

La nation elle-même est comme un malade qui se retourne dans son lit et se lamente au lieu de se lever et de marcher.

×

Aussi, depuis quelques années surtout, l'hypochondrie fleurit-elle en France comme sur une terre privilégiée.

Cette maladie, parasite des sociétés énervées, n'est le plus souvent à son début qu'une névrose qui céderait comme par enchantement à un simple élan de la volonté.

On raconte que Démosthène, fuyant éperdu à la bataille de Chéronée, demanda grâce à un buisson auquel s'était accroché son manteau.

L'hypochondriaque serait sauvé s'il avait le courage de se soustraire, par un brusque mouvement, aux étreintes de l'ennemi imaginaire auquel son esprit flottant s'est acoquiné.

×

Nous insisterons sur un autre ordre de faits bien propres, selon nous, à réconforter, au point de vue psychologique, les individus atteints de maladies réelles.

La religion vient en aide à la philosophie pour adoucir l'âpreté de la douleur morale. Elle soutient en outre le malade par de consolantes promesses.

Sans détourner de ces espérances lointaines le regard de celui qui souffre, nous lui ferons comprendre que les maladies et les infirmités ont aussi leurs compensations dans ce bas monde, et qu'en les scrutant avec soin on y trouve presque toujours ce que Mme de Sévigné appelle « le bien du malheur. »

Beaucoup d'affections cutanées, par exemple, sont des gages de santé, et ressemblent au crapaud de Shakespeare, dont l'aspect était hideux, mais dont la tête recelait un diamant.

Il y a des maladies bienfaisantes qu'on doit accueillir « avec courtoisie, » comme disait Montaigne, sauf à se prêter à l'illusion en ne les considérant que sous leur aspect favorable, à l'instar de cet aimable philosophe qui, lorsqu'il rencontrait des amis borgnes, ne les regardait que de profil.

I

Tous jours à quelque chose sert le malheur.

CHARRON.

Si notre prospérité n'était entremêlée de vicissitudes, nous ne connaîtrions jamais le bonheur.

ESQUIROS.

La santé est le plus précieux de tous les biens. C'est, comme disait Fontenelle, l'unité qui fait valoir les zéros de la vie.

Cependant elle ressemble à la femme de Caton que ce philosophe n'apprécia que quand il l'eut perdue.

On l'a comparée à une tirelire. On ne sait ce qu'elle contient que lorsqu'elle est brisée.

« Veux-tu, pauvre dédaignée, qu'on te regrette et qu'on t'apprécie, disait un moraliste en s'adressant à la santé, eh bien! va-t'en vite et reviens lentement. »

×

Tant que nous sommes heureux, nous ne croyons pas l'être.

L'état de santé ne nous paraît jamais si délectable que lorsqu'une maladie est venue lui donner de la saveur.

L'habitude émousse les « poinctures de la douleur; » mais elle amortit aussi à la longue la jouissance du plaisir jusqu'à rendre le bonheur insipide.

Une religieuse sicilienne, la Sœur Marie du Crucifix, semblait se méfier de la monotonie d'une éternité de délices.

Elle disait : « Le Paradis est beau, sans doute, mais il y manque une chose. Ce sont les souffrances. »

L'harmonie des contrastes fortifie l'homme et colore l'existence.

Nous l'avons déjà dit ailleurs : l'uniformité d'une vie indolente et constamment heureuse est peu favorable à la longévité.

Ce qui ressuscite et renouvelle le plus promptement l'homme, c'est le changement et surtout les oppositions. Ce sont les alternatives d'espérance et de crainte, de plaisir et de douleur.

La meute des souffrances et des soucis nous sauve en nous harcelant. Sans elle nous succomberions à l'ennui, cette terrible maladie des gens qui n'ont pas de chagrin.

« Les mancenilliers de la vie sont plus dangereux que ceux de l'Amérique. »

Aussi la nature a-t-elle le talent merveilleux de diversifier toutes choses, et de les égaliser en même temps par les compensations en les « mixtionnant et destrempant avec leurs contraires, » comme disait Charron.

La tristesse n'est jamais sans quelque alliage de plaisir.

..... Et quædam flere voluptas.

Il y a « quelque ombre de friandise et délicatesse » qui nous rit et nous flatte au sein de la mélancolie.

De même nous voyons l'extrémité du rire se mêler aux larmes.

« A la source même des plaisirs, disait Lucrèce, on éprouve je ne sais quoi d'amer, et l'épine nous déchire au sein même des fleurs. »

..... Medio de fonte leporum
Surgit amari aliquid, quod in ipsis floribus angat.

C'est ce mélange de volupté et de douleur qui fait le plus grand charme de l'amour.

La peine prévient la satiété du plaisir, et le plaisir adoucit le tourment de la peine.

« Il fault à l'amour de la picqueure et de la « cuisson, disait Montaigne. Ce n'est plus Cupido « s'il est sans flèches et sans feu. »

X

On peut se demander si en comparant ensemble les différentes conditions des hommes, on ne remarquerait pas un mélange ou une espèce de pondération du bien et du mal qui rétablirait entre elles l'égalité.

Montaigne, que j'aime beaucoup à citer, malgré son scepticisme à l'endroit de la médecine (tout sentiment de rancune professionnelle à son égard serait par trop rétrospectif), est même allé plus loin. Il disait, d'après Solon :

« Qui dresserait un tas de touts les maulx ensemble, il n'est aulcun qui ne choisist plustôt de remporter avecques soy les maulx qu'il a, que de venir à division légitime avecques touts les aultres hommes, de ce tas de maulx, et en prendre sa quote-part. »

Il y a presque toujours, non seulement dans la vie des nations, mais dans celle des individus, un balancement exact entre les causes et les effets, entre l'action et la réaction qui lui succède.

Nous verrons que les organismes qui n'ont jamais payé leur dette à la maladie se trouvent souvent ruinés lorsque cette terrible créancière, n'ayant encore reçu aucun à-compte, vient à réclamer tout à coup un arriéré considérable.

×

Les anciens avaient parfaitement compris la loi des compensations.

Ils regardaient la fortune comme une déesse essentiellement capricieuse, se plaisant à accabler de ses rigueurs ceux pour qui elle n'avait eu pendant longtemps que des sourires.

Philippe, roi de Macédoine, ayant reçu trois bonnes nouvelles en un jour, s'écria : « O Fortune, envoie-moi quelque petit malheur pour interrompre un bonheur qui m'effraie ! »

On sait que Polycrate, tyran de Samos, en retrouvant dans le corps d'un esturgeon un anneau de grand prix qu'il avait jeté à la mer pour suspendre par un sacrifice le cours d'une prospérité inouïe, pâlit d'effroi, prévoyant les malheurs qui ne devaient pas tarder à fondre sur lui.

Si l'on considère l'association presque constante de la douleur et du plaisir, on voit que ces deux sentiments sont des éléments essentiels de notre existence et même de notre bonheur.

Le Dr Salgues, de Dijon, dans un livre qu'il aurait pu intituler « l'Éloge de la douleur, » a établi sous une forme un peu paradoxale peut-être, mais avec esprit et érudition, que ce mauvais démon de la félicité humaine est souvent d'une grande utilité en médecine.

La douleur nous avertit du danger qui nous menace. C'est le bruit du tonnerre qui gronde avant de frapper; c'est le craquement de la maison qui se lézarde et qui va s'écrouler.

Plus tard elle intervient avec le même caractère officieux en secouant les organes frappés d'atonie et en brisant les impulsions vicieuses du système nerveux.

Elle suscite ou contribue à entretenir ces mouvements fébriles salutaires que de grands observateurs ont considérés comme la cause la plus active de la résolution d'un grand nombre de maladies chroniques.

Enfin la douleur est une chose sainte et fortifiante au point de vue de l'hygiène morale.

Jean-Jacques Rousseau disait : « Si le physique va trop bien, le moral se corrompt. Je serais fâché qu'Émile grandit sans connaître la douleur. Souffrir est la première chose qu'il doit apprendre et celle qu'il aura le plus besoin de savoir. »

Rien n'est plus « habile » que la douleur. Aussi joue-t-elle à tous les points de vue un grand rôle dans le monde.

Elle courbe l'être, mais en réveillant toute son énergie de réaction.

Non seulement elle fortifie l'individu, mais elle retrempe les nations. Les grandes calamités publiques ne sont que des crises providentielles destinées à régénérer les peuples en décadence.

Ces crises, à quelque époque qu'elles se produisent, s'annoncent presque toujours par des signes infaillibles.

Elles sont imminentes quand la civilisation morale marche en sens inverse de la civilisation intellectuelle;

Quand le sentiment du bien s'affaiblit à mesure que le culte du beau se développe et s'exalte;

Quand les diverses classes de la société, imbues

exclusivement de l'idée de leurs droits, perdent la conscience de leurs devoirs.

La nation qui se sent défaillir ressemble alors au malade qui se retranche dans ses illusions contre l'évidence du pronostic.

Elle n'ose s'avouer qu'elle porte en elle-même le germe de sa destruction, et attribue ses souffrances à des causes extérieures et accidentelles.

Aux époques douloureuses dont nous parlons on ne manque jamais d'accuser certains écrivains de démoraliser le peuple.

C'est à tort qu'on les charge de toutes les iniquités d'Israël. Ils n'engendrent pas la corruption. Ils n'en sont que les parasites.

II

Il y a des maladies qui sont un bien relatif.

SAUVAGES.

Il est difficile de convaincre quelqu'un de l'utilité de son malheur.

Mme DE STAEL.

UN célèbre médecin du dix-septième siècle, Frédéric Hoffmann, réduisait à sept règles l'hygiène préventive. Un de ses préceptes était celui-ci : « Fuir la médecine et les médecins. »

Cette maxime était-elle dans la bouche du praticien allemand l'expression du découragement et du scepticisme?

Le professeur de Halle, fatigué de scruter les mystères de l'organisme humain, avait il perdu dans une étude stérile ses croyances et ses illusions, comme le philosophe Cornélius Agrippa, qui, après avoir publié un grand nombre d'ouvrages scientifiques et fondé une Société savante, avait fini par composer un traité sur les vanités de la science?

Loin de là, Frédéric Hoffmann est resté jusqu'à sa mort un apôtre fervent de l'art dont il a été une des illustrations les plus brillantes.

En recommandant de fuir la médecine et les médecins, il voulait simplement énoncer sous une forme saisissante une vérité qu'on oublie trop de nos jours :

C'est qu'il faut dans beaucoup de cas savoir composer avec ses maladies et ses infirmités.

X

Il y a, en effet, des maladies que l'on doit considérer comme un bien respectif, en tant qu'elles guérissent ou qu'elles préviennent des maladies plus dangereuses, bien qu'elles soient un mal, considérées en elles-mêmes.

C'est ce que Montaigne exprimait dans son langage pittoresque :

« Il est, comme des playes, aussi des maladies

médicinales et salutaires. A d'aulcuns les maladies ont esloigné la mort, qui ont plus vescu de ce qu'il leur sembloit s'en aller mourant. »

×

Ce qu'on appelle « maladie » est toujours un hôte incommode et tracassier; mais souvent, sous une forme rude et désagréable, c'est un ami officieux qui s'ingère dans l'économie pour en réparer les rouages quand le fonctionnement du mécanisme laisse à désirer.

Le grand talent du médecin est de soulever le masque de l'intrus et de reconnaître s'il vient ruiner l'économie ou, au contraire, en rétablir l'harmonie et l'équilibre.

Il arrive souvent que le praticien à courte vue reçoit à coups de formules un ami méconnu dont il devrait s'empresser de faciliter les opérations au lieu de les entraver.

La nature dont les efforts sont mal accueillis s'insurge, se dégoûte et, de guerre lasse, abandonne le malade au principe délétère contre lequel elle voulait réagir.

Le patient succombe alors victime, non de la maladie, mais d'une thérapeutique inintelligente.

X

On ne doit jamais perdre de vue que c'est la nature qui guérit.

Il ne faudrait pas, toutefois, imiter ces anciens pathologistes qui avaient en elle une confiance si absolue qu'ils auraient cru commettre un sacrilége en s'immisçant dans ses opérations.

La nature a ses écarts, ses caprices, ses moments d'inertie et de défaillance. « Non solum prodest natura, disait Cœlius Aurelianus, sed etiam nocet. »

L'art doit intervenir pour lui venir en aide si elle est faible ou impuissante, pour la refréner si elle agit avec trop d'impétuosité, pour la ramener dans un cercle régulier si elle affecte une direction vicieuse.

Le rôle du médecin est d'épier ses mouvements, de la suivre dans la série de ses procédés, et de voir si, au milieu de ses oscillations, elle se suffit ou non à elle-même pour ramener l'économie au type de son fonctionnement normal, c'est-à-dire à l'état harmonique du bien-être et de la santé.

X

Il y a surtout certains mouvements critiques d'élimination que le praticien doit bien se garder de troubler par une médication intempestive.

Par exemple, combien de souffrances mal définies, de troubles fonctionnels variés, d'accidents congestifs, n'ont-ils pas trouvé une solution heureuse dans une hémorrhagie nasale?

Que de fois un saignement de nez n'est-il pas venu conjurer les premières menaces d'une congestion cérébrale!

Il semble que la nature, en donnant à la membrane nasale une délicatesse extrême et une grande vascularité, et en la plaçant à proximité du cerveau, ait voulu en faire une espèce de soupape de sûreté destinée à assurer l'équilibre de la circulation dans cet organe qui est le centre commun où la vie de l'âme et la vie du corps viennent se joindre et s'enlacer.

×

Qu'on soit incrédule ou fidèle au principe hippocratique de la nature médicatrice, on ne peut nier que certaines maladies de peau ne soient de véritables paratonnerres qui tiennent en échec une explosion redoutable.

Plus on acquiert d'expérience en médecine, plus on est frappé du rôle immense que joue dans la pathologie la suppression intempestive de quelques maladies de la peau.

Toute affection cutanée qui a acquis droit de domicile dans l'économie et dont la présence s'est ajoutée aux conditions de l'équilibre fonctionnel, veut être respectée.

C'est un exutoire naturel qu'on ne saurait supprimer sans compromettre la santé et même la vie du malade.

×

Un ulcère tari mal à propos, une dartre répercutée, une fluxion éteinte, peuvent, en rompant l'équilibre d'une santé passable, jeter l'organisme dans les hasards les plus désastreux.

Devay a vu l'affection cancéreuse suivre la disparition de névralgies que l'on avait trop énergiquement combattues, et la folie succéder à la guérison d'une légère couperose chez une jeune femme que cette infirmité désolait.

Les annales de la médecine fourmillent d'observations d'accidents graves, souvent mortels, survenus à la suite de suppression imprudente d'évacuations habituelles : sueurs, vomissements, diarrhées.

X

Une opinion qui remonte à Hippocrate et qui est fortement enracinée dans les croyances populaires, c'est que les hémorrhoïdes sont un gage de santé et qu'il est dangereux de les guérir.

Cette assertion ne doit pas être prise dans un sens trop absolu.

Il y a des cas où l'on ne saurait abandonner les hémorrhoïdes à elles-mêmes sans danger pour le sujet.

Mais il est incontestable que les attaques d'hé-

3.

morrhoïdes concourent souvent à prévenir, à atténuer ou même à faire cesser certaines maladies.

L'établissement d'une fluxion à l'extrémité du rectum est un des moyens le plus souvent employés par la nature pour maintenir l'équilibre des fonctions ou pour le rétablir quand il a été troublé.

C'est en ce sens que Stahl a pu dire que le flux hémorrhoïdal est « le régulateur de la santé et le prolongateur de la vie. »

X

La suppression inopportune du flux dont il s'agit est journellement la cause d'accidents graves.

L'exemple suivant peut servir de type :

Un menuisier d'une forte constitution, ayant une attaque d'hémorrhoïdes tous les trois ou quatre mois depuis seize ans, voulut s'en débarrasser.

Dans ce but, il se fit une application de glace à l'anus, et prit quelques lavements d'eau glacée.

Les douleurs, qui étaient presque intolérables, cessèrent, et les tumeurs se flétrirent.

Mais la tête devint pesante, et il survint une attaque d'apoplexie suivie de paralysie et de mort.

X

On voit souvent la phthisie aiguë succéder à la disparition d'une chlorose (pâles couleurs) qui en enrayait le développement et qu'un médecin judicieux aurait dû respecter.

Une jeune fille est pâle, étiolée, irrégulièrement menstruée.

Sa mère, dans l'espérance de rappeler la fraîcheur sur ses joues, la soumet à un traitement ferrugineux.

Les symptômes de la chlorose se dissipent; mais le retour apparent de la santé réveille un germe héréditaire qui se taisait sous l'influence d'un sang appauvri.

La chlorose en pareil cas est un antagoniste qu'il faut bénir, cette puissance modératrice tenant en bride des symptômes qui n'attendent qu'un moment favorable pour faire explosion.

X

Horace reprochait aux médecins leur impuissance à l'égard de la goutte :

> Tollere nodosam nescit medicina podagram.

Sommes-nous plus avancés sous ce rapport que les contemporains du poète de Tibur?

Je n'oserais l'affirmer; car de toutes les drogues qu'on a données comme spécifiques pour prévenir les attaques de goutte, il n'en est aucune qui mérite la confiance du praticien.

Ce qui prouve qu'on n'a pas encore trouvé le véritable remède, c'est que l'on continue toujours à le chercher.

Toutefois il y a dans l'histoire moderne de cette maladie un fait qui tend à s'affirmer chaque jour : c'est qu'indépendamment du régime diététique, le meilleur remède contre la maladie goutteuse, ce sont les accès de goutte.

C'est ce que voulait exprimer Franklin quand il disait que la goutte est un véritable remède et qu'il ne faut pas guérir un remède.

×

Un des praticiens les plus éminents de notre époque, le docteur Trousseau, s'exprimait ainsi :

« Depuis trente ans j'ai suivi un nombre considérable de goutteux.

« Au début de ma pratique, j'ai tenté, comme beaucoup d'autres, de lutter contre le mal.

« Aujourd'hui je reste les bras croisés, je ne fais rien, absolument rien, contre les attaques de goutte aiguë.

« Fort de ma conviction, j'abandonne le malade à lui-même, et je vois toujours que, la crise passée, le malade en sort dans des conditions meilleures.

« Par quelques jours de souffrances, il a acheté une série de bons mois d'une santé parfaite. »

×

Malheureusement les allures bruyantes et les agissements intéressés des médicastres s'accommodent mal de la sage lenteur d'une expectation raisonnée.

Aussi les voyons-nous presque toujours pourchasser la fluxion goutteuse au lieu de la laisser accomplir en paix toutes les phases de ses évolutions.

Si elle est fixée sur une articulation ils s'évertuent à l'en déloger, sauf à l'y rappeler si dans ses pérégrinations elle vient à envahir quelque viscère important.

Le malade, en définitive, doit s'estimer très heureux s'il ne paie que de son argent les frais de cette guerre à outrance.

X

Nous pourrions citer beaucoup d'autres cas où les actes morbides sont de véritables bienfaits, où la maladie est un gage de longue vie et de santé.

L'apparition de symptômes anormaux est souvent une crise heureuse qu'il faut accueillir avec joie et supporter avec patience.

C'est un mal moindre qui en empêche un pire;

c'est une indisposition qui peut préserver d'une maladie réelle.

Mais devons-nous en conclure qu'il faille dan tous les cas capituler avec un ulcère, vivre en bonne intelligence avec une dartre ou se prêter complaisamment aux caprices d'un flux qui se reproduit à des intervalles plus ou moins réguliers?

Évidemment non. S'il ne faut pas obéir inconsidérément au désir qu'on éprouve de se débarrasser d'une affection douloureuse ou d'une infirmité dégoûtante, il ne faut pas non plus s'endormir dans une sécurité trompeuse.

Il y a une foule de cas où l'expectation serait funeste, où une médication tardive et timorée aurait les plus fâcheuses conséqences.

C'est au praticien seul qu'il appartient de décider s'il faut, comme dit l'Ecclésiaste, « se réjouir ou pleurer, » c'est-à-dire si la maladie est salutaire ou dangereuse, s'il faut la respecter ou la combattre.

III

> Les corps se purgent et remettent en meilleur estat par longues et griefves maladies, lesquelles leur rendent une santé plus entière et plus nette que celle qu'elles leur avoient osté.
>
> MONTAIGNE.

Les maladies, même celles qui ne peuvent être considérées comme des crises naturelles, ont souvent pour effet, lorsqu'elles sont bien guéries, de recohober l'existence, si nous pouvons nous servir de cette vieille expression empruntée à la chimie.

Elles rapprochent l'individu de l'état naturel, dont la maladie n'est qu'une déviation, en le retrempant pour ainsi dire dans un milieu analogue à celui où il a acquis primitivement le développement de ses forces organiques.

Elles le ramènent en quelque sorte aux conditions dans lesquelles il a commencé sa vie embryonnaire.

Le malade, en effet, ne retrouve-t-il pas comme dans le sein maternel le repos, le silence, l'obscurité, le sommeil et « le non-penser? »

L'art, imitant la nature, ne lui procure-t-il pas une chaleur douce et uniforme, une molle incubation et des boissons délayantes?

X

On a donc pu dire avec raison : « Être convalescent, c'est rajeunir. »

La maladie et la diète ayant précipité les mouvements organiques, le corps, renouvelé par une transmutation plus rapide, revient au port radoubé de toutes pièces, comme le vaisseau de Thésée.

La maladie est un de ces orages qui surviennent après un temps douteux, ébranlent d'abord l'atmosphère, mais lui rendent sa sérénité et promettent une série de beaux jours.

On voit même souvent des maladies aiguës,

accidentelles, emporter avec elles des affections chroniques dont la guérison paraissait désespérée.

X

Non seulement les maladies radicalement guéries peuvent affermir la santé, mais elles donnent quelquefois à l'âme une trempe plus vigoureuse et à l'intelligence une finesse qu'on n'avait jamais soupçonnée.

On a pu appliquer à certains malades ce que saint Paul disait du Christ : « Il est devenu savant dans l'infirmité. »

La maladie produit quelquefois de singuliers effets en changeant la disposition du sensorium.

En secouant l'organisme de sa torpeur, elle met en jeu des impressions reçues à une époque antérieure, mais qui sommeillaient chez le sujet à l'état latent.

Ces impressions étaient comme un poids qui ne détermine aucun mouvement parce qu'il est attaché à des organes rouillés, mais qui produit son effet quand la machine devient « mieux jouante, » pour nous servir des expressions de Tissot.

×

On cite à cet égard des faits très curieux.

Ainsi Tissot raconte avoir vu lui-même une fille du peuple sujette à des convulsions, et qui, après ses crises, récitait un grand nombre de morceaux de prose et de vers qu'elle n'avait jamais appris.

Érasme a vu dans des circonstances analogues un Italien parler la langue allemande qu'il n'avait jamais étudiée.

On a cité un jeune homme à qui son précepteur n'avait jamais pu rien apprendre, et qui à la suite d'une fièvre typhoïde parlait latin avec facilité, récitait des choses qu'il n'avait jamais sues et développait des idées qui jusque là n'avaient point paru le frapper.

Fernel parle d'un page de Henri II, très ignorant, et qui à la suite d'une maladie se mit à parler grec très correctement.

×

Ces faits, comme nous l'avons dit plus haut, s'expliquent assez facilement.

D'un autre côté, la douleur peut avoir pour effet d'imprimer une activité insolite aux facultés cérébrales.

Ainsi le grand Condé n'était jamais aussi aimable ni aussi spirituel que lorsqu'il avait la goutte.

C'est dans les accès de la même maladie que le poète dont « le fumier » a fourni des perles à Virgile, Ennius, trouvait ses plus nobles inspirations : *Nunquam poetor nisi podagra.*

Cardan prétendait aussi que la douleur excitait son génie et qu'il avait composé étant malade les plus belles pages de ses écrits.

×

Enfin, la diète et les déplétions, en désobstruant les viscères, contribuent à aviver la finesse des sens, la netteté de l'intelligence et l'énergie des impressions.

Pythagore avait déjà fait observer que l'abstinence facilite les opérations intellectuelles.

Les chasseurs savent qu'à jeun les chiens ont l'odorat plus subtil et la vue plus perçante.

Rien ne dispose mieux que la vacuité de l'estomac aux méditations profondes et aux idées spéculatives d'un ordre élevé.

L'histoire rapporte que Carnéade se purgeait chaque fois qu'il éprouvait de l'embarras à répondre aux arguments de Chrysippe.

> Le valétudinarisme est un état privilégié. Les hommes faibles ont moins de maladies que les hommes robustes et les supportent mieux. Au point de vue intellectuel, ils sont l'âme de la société.
>
> FOUQUIER.

Il y a un degré de mauvaise santé compatible avec le bonheur et la longévité.

On voit tous les jours arriver à une heureuse vieillesse des êtres chétifs qui ont l'air de n'être pas finis, et dont l'existence oscille sans cesse entre la maladie et la santé.

On a comparé ces valétudinaires aux vases fêlés qui, maniés avec prudence, durent éternellement dans le ménage du pauvre.

Ce sont des veilleuses qui ne jettent qu'une

lueur faible et incertaine, mais qui durent jusqu'à l'aurore, parce qu'il suffit de quelques gouttes d'huile pour les alimenter.

X

Il semble que le valétudinarisme, en répartissant sur une existence entière le contingent des maux qui incombent à l'individu, en empêche l'accumulation subite et prévient ainsi une explosion redoutable.

On pourrait citer un grand nombre de personnages illustres qui sont arrivés à un âge avancé, bien que la nature les eût mal dotés au point de vue de la constitution, et qu'ils eussent vécu dans le milieu consumant de la politique ou de la célébrité littéraire.

Ainsi Fontenelle, qui a vécu près d'un siècle, était grêle et chétif.

Voltaire, qui se disait le plus maigre Suisse des treize cantons, écrivait au Dr Bagieux :

« La nature a donné à mon âme un étui des plus minces et des plus misérables; cependant j'ai enterré presque tous mes médecins jusqu'à Lamettrie. »

×

Il est certain que beaucoup de personnes maladives n'arrivent à la vieillesse que parce qu'elles ont le sentiment de leur insuffisance et qu'elles économisent le fonds vital que leur a départi la nature.

Vulnérables à toutes les influences du dehors, elles sont pour ainsi dire réduites à vivre en serre chaude.

« Comme les avares, elles couvent leur trésor, » c'est-à-dire le peu de vitalité qui leur est échue, et ne le dépensent qu'en petite monnaie.

Ces êtres déshérités vivent d'artifice. On peut leur appliquer ce que disait Martial dans une épigramme adressée à Martianus : *Non est vivere, sed valere, vita.*

La vie ne consiste pas à vivre, mais à se bien porter.

×

Il en est autrement des individus dont la débilité native est indépendante de toute maladie organique.

Ce sont des êtres privilégiés, car on dirait que la langueur retarde chez eux l'écoulement de la vie.

Ils sont moins exposés à une destruction rapide, instantanée, les maladies semblant changer d'allure pour se mettre à l'unisson de leurs facultés vitales.

Cette vérité physiologique se trouve formulée dans ce proverbe :

« A brebis tondue Dieu mesure le vent. »

×

L'exubérance de la vigueur et de la santé, comme l'avait déjà observé Hippocrate, est toujours redoutable.

Saint Jérôme dit que les athlètes ne vivaient pas longtemps.

L'homme vigoureux qui n'a jamais subi les atteintes de la maladie est toujours sous le coup d'une catastrophe.

Il ressemble à cette maison où était un jour entré saint Jean de la Croix.

Cet émule de sainte Thérèse ayant appris que les souffrances et le malheur n'avaient jamais pénétré dans cette habitation, fut saisi d'effroi et en sortit avec précipitation, de peur qu'elle ne s'écroulât sur lui.

Peu de temps après, en effet, l'adversité tomba comme un ouragan sur la famille infortunée que cette maison abritait.

X

On a remarqué que dans les grandes épidémies, dans la peste, le typhus, etc., les individus chez lesquels la vie est à son maximum de puissance sont presque toujours ceux que la maladie attaque avec le plus d'énergie.

Les faibles et les vieillards sont, au contraire, souvent épargnés.

On a comparé la maladie à ces conquérants qui avaient pour devise : *Parcere subjectis et debellare superbos*.

Quand elle se trouve aux prises avec une

constitution athlétique, elle semble proportionner ses coups à la résistance et à la force de son antagoniste.

Le choc est alors terrible, et le combat à outrance.

Il en est autrement quand elle a affaire à une de ces constitutions grêles, délicates, qui, trop faibles pour rompre les maladies, plient mollement sous elles, amortissent par leur flexibilité la violence de l'attaque, et se prêtent à toutes les exigences du mauvais principe qui les tourmente et les tyrannise.

X

Quand un tempérament est familiarisé avec les maladies, il les supporte mieux, et, comme je l'ai déjà dit ailleurs, réagit contre elles avec plus d'habileté.

La nature exercée par de nombreuses épreuves ressemble à l'homme de l'art qui a beaucoup vu et beaucoup exercé.

Un organisme robuste et vierge de maladies se tire moins bien d'affaire, parce qu'il est pris au dépourvu à la première attaque, et qu'il se déconcerte à la vue des hôtes inconnus qui viennent l'assaillir.

« Le plus vieil et mieulx cogneu mal est tousiours plus supportable que le mal récent et inexpérimenté, » disait Montaigne.

X

Aussi ne faut-il pas croire qu'une partie faible par rapport au reste de l'économie soit toujours un obstacle à la longévité et à une heureuse vieillesse.

On pourrait même soutenir que c'est une condition d'immunité.

C'est beaucoup de savoir d'avance de quel côté la mort peut tenter l'escalade, et de connaître l'endroit où il faut accumuler les moyens de défense et exercer la surveillance la plus active.

D'autre part, ce que nous nommons la partie faible est souvent un émonctoire par lequel la nature élimine les matières qui lui sont nuisibles, ou du moins par lequel elle peut se délivrer de cet excès d'éréthysme ou de ton qui semble de-

5

venir fréquemment la cause des maladies les plus graves.

Il faut toutefois que « la disposition maladive occupe un organe peu important, ou que si elle s'effectue sur une partie essentielle, elle ne soit pas de nature à en altérer les tissus. »

X

Les valétudinaires sont favorisés jusqu'au terme de leur existence.

Ils n'ont pas, comme les autres hommes, une vieillesse qui accable leur esprit par la ruine subite de toutes leurs forces.

Suivant les heureuses expressions de J.-J. Joubert, ils gardent jusqu'à la fin les mêmes langueurs, mais ils gardent aussi le même feu et la même vivacité.

Ils conservent pour la plupart leur sérénité d'esprit, tandis que ceux qui se sont engagés sans transition dans l'avenue de la vieillesse sont sujets, pour nous servir des expressions de Montaigne, « à sentir à l'aigre et au moisi » et à avoir encore plus de rides en l'esprit qu'au visage.

×

Il n'est pas jusqu'au moment suprême qu'ils ne supportent mieux que les personnes robustes.

Ils sortent plus doucement de ce monde que les sujets vigoureux.

La coupe de leur vie s'épuise goutte à goutte au lieu d'être brusquement vidée.

Il semble que l'âme s'échappe avec plus de facilité d'une enveloppe éraillée que d'un corps vigoureusement constitué.

Enfin, familiarisés de longue date avec l'idée de la mort, ils ont moins peur du fantôme, « se harpent » moins à l'existence, et s'exécutent généralement de bonne grâce quand l'heure du « grand deslogement » a sonné.

×

Si nous considérons maintenant les valétudinaires et les hommes de force moyenne au point de vue du rôle qu'ils jouent dans la société, nous voyons que sous ce rapport ils sont encore privilégiés, car ils dominent le monde.

Les gens qui les regardent du haut de leur grande taille et de leur robuste santé, semblent ignorer qu'en somme les individus de complexion délicate sont l'âme de la société, tandis que les hommes robustes ne sont généralement que des instruments serviles.

« Dans l'ordre civil et politique, c'est presque toujours la faiblesse qui, élevée au premier rang, commande, tandis que la force, ravalée aux emplois inférieurs, obéit. »

Aussi, aux époques de révolution, la classe populaire, en qui réside la force physique, est-elle toujours dupe des rhéteurs et des sophistes.

En Grèce, les athlètes manquaient complètement de force morale et de courage. C'étaient de mauvais soldats.

Si Milon de Crotone se mit une fois à la tête de ses concitoyens, ce fut pour se mesurer avec les habitants de Sybaris.

En France, tous les soldats sont braves; mais il est démontré que les hommes de haute stature n'ont souvent de la force que les apparences et le luxe extérieur.

Les médecins militaires savent que les constitutions de moyenne et même de petite taille, mais carrés et fermes, qui se rencontrent parmi les voltigeurs et les chasseurs, offrent plus de ressources que les grenadiers.

Ceux-ci, pour nous servir de l'expression pittoresque de M. Michel Lévy, inspecteur du service de santé de l'armée, « croulent promptement sous les atteintes de la maladie. »

X

La force vitale agit avec plus de ressort et le caractère montre plus de résolution dans les corps ramassés. *Homo longus raro sapiens.*

Quand les anciens poètes voulaient représenter des hommes ingénieux et rusés, ils les faisaient petits de taille, comme Ulysse, Tydée, etc.

Si les rois et les princes ont de tout temps aimé à s'entourer d'une garde d'honneur composée de « beaux hommes, » dans le sens qu'on attache vulgairement à cette expression, c'est peut-être

5.

parce qu'en général les hommes de haute stature ont la conception lente et sont presque toujours incapables d'ourdir et de mener à bonne fin une conspiration.

Aussi César craignait-il moins Antoine et Dolabella, qui étaient de forte corpulence, que Brutus, Cassius et Cimber, qui étaient maigres et chétifs.

Bonaparte, qui était de petite stature, faisait au sujet de la taille élevée de Kléber cette remarque : que les hommes grands et gros sont toujours menés par des hommes plus petits qu'eux.

Virey a comparé avec raison le système nerveux des petits hommes au pilote qui fait manœuvrer avec plus de facilité une corvette qu'un grand vaisseau de cent canons.

La maigreur elle-même s'allie souvent à une grande force de caractère.

Louis XI a été probablement le plus maigre de tous les rois de France, car son corps n'était, suivant l'expression d'un historien de son époque, qu'une « anatomie cheminante. »

Et cependant quelle énergie a-t-il dû déployer pour préparer l'unité du territoire, affaiblir les grands vassaux et relever l'autorité royale!

×

Il est incontestable que les périodes de transition, les époques tourmentées et douloureuses, sont celles qui produisent le plus d'hommes de génie.

A mesure que le calme renaît dans le milieu social et que le peuple s'énerve dans les douceurs d'une vie facile, les chefs-d'œuvre ne font plus que de rares apparitions.

Au théâtre, par exemple, on ne voit plus surgir que des productions lyriques incolores, dépourvues de vitalité, dans lesquelles le travail et la science remplacent l'originalité et l'inspiration.

Au lieu du génie on ne voit plus circuler que cette menue monnaie qu'on nomme l'esprit, qui n'est guère que l'art de réunir deux choses éloignées, de diviser deux choses qui paraissent se joindre, ou de les opposer l'une à l'autre.

Les peuples en décadence sont ceux qui en

ont le plus. Ils ressemblent aux oliviers qui fournissent une huile d'autant meilleure qu'ils sont plus rabougris.

La plus brillante époque de l'histoire de l'esprit est celle de la dégénérescence des individus.

C'est alors qu'il court littéralement les rues sous la forme de ces feuilles légères qui remplacent les publications sérieuses en même temps que les opuscules se substituent aux ouvrages, les brochures aux livres et les feuilletons aux romans.

V

En cherchant bien dans les maladies et les infirmités, on y trouve toujours quelques petits bonheurs.

...

Il faut qu'une âme soit bien dévastée par la maladie et bien assombrie par la désespérance, pour qu'il n'y brille pas de temps en temps un éclair de plaisir ou une étincelle de bonheur.

Il y a presque toujours dans les maladies de petites joies que l'homme bien portant n'a jamais soupçonnées.

Tandis qu'un homme constamment heureux n'est plus même effleuré par les jouissances les plus vives, l'homme qui souffre trouve aux moindres plaisirs une saveur incomparable.

Si les riens tiennent plus de place dans la vie que les grandes choses, c'est surtout dans l'existence du malade.

×

Qui ne connaît, par exemple, ces joies naïves d'un appétit qu'une diète forcée a rendu plus vif, et qui a tant de charmes que les disciples d'Épicure se le procuraient au prix d'une abstinence volontaire?

Le gourmet dont l'appétit n'était plus, avant la maladie, qu'une velléité toujours près de s'éteindre et dont les papilles restaient insensibles à l'impression des mets les plus délicats, se délecte d'une tasse de bouillon et s'épanouit à la vue de quelques cuillerées de potage.

Trois ou quatre grains détachés d'une grappe savoureuse lui causent un plaisir inexprimable.

C'est avec sensualité que la première bouchée de pain est accueillie; car, reconnaissance ou habitude, le pain est presque toujours l'objet des premières convoitises du malade.

C'est dans la convalescence surtout qu'on peut dire que l'appétit est une galanterie ou un dédommagement de la nature qui nous fait prendre un besoin pour un plaisir.

X

N'est-ce pas aussi un véritable bonheur pour un malade que de se sentir entouré d'une atmosphère de tendresse, de rencontrer un cœur qui compatisse à ses maux, d'avoir à son chevet un ami qui écoute avec sympathie le récit de ses souffrances?

Car, un poète espagnol l'a dit, « on éprouve tant de plaisir à se plaindre, que pour pouvoir le faire on devrait presque chercher le malheur. »

L'homme qu'une longue maladie a mis en danger de mort et qu'une convalescence difficile a rendu à la santé, s'il a eu dans cette épreuve les soins d'une femme aimante, sait seul, disait P.-J. Stahl, ce que vaut une femme. « C'est à faire bénir les jambes cassées et les fluxions de poitrine. »

La femme seule a le secret d'unir une tendresse

infinie à la plus exquise délicatesse, et de rendre le calme au malade sans qu'il puisse s'apercevoir qu'elle veut le consoler.

C'est pour rendre hommage à ce magique privilége que Salomon disait : *Ubi non est mulier, ingemiscit æger.* Où il n'y a pas de femme le malade gémit.

×

Aussi la maladie a-t-elle plus d'une fois ramené l'homme dans la seule voie où il pouvait trouver le bonheur.

Souvent c'est en sortant de la santé qu'on entre dans la sagesse.

Une maladie grave qui traverse la destinée est quelquefois un frein modérateur, une halte forcée au milieu d'une voie périlleuse.

Le malheur de beaucoup d'individus, suivant Pascal et Mme de Sévigné, serait de ne pas savoir passer les soirées chez eux.

La maladie peut rappeler l'homme égaré au sentiment de la famille et à l'amour du foyer domestique, ce centre commun de nos affections les plus pures. *Sedendo fit anima sapientior.*

Elle nous apprend, disait un ancien moraliste, « à nous dégouster de ce qu'il nous faut laisser, et à nous desprendre de la pipperie de ce monde. »

×

Faut-il compter pour rien l'avantage d'être affranchi des lois tyranniques de la vie sociale, des caprices de la mode et de l'exigence des devoirs professionnels?

La société, qui était pour l'homme bien portant une marâtre impérieuse, redevient pour le malade une mère pleine de sollicitude et de tendresse.

Elle se laisse même émouvoir et désarmer par des souffrances dont elle pourrait à bon droit suspecter la sincérité.

Aussi combien de fois une femme du monde ne s'est-elle pas félicitée d'avoir une névrose complaisante à sa disposition!

Une migraine ne la débarrasse-t-elle pas de la visite d'une amie intime qu'elle déteste?

Ne la dispense-t-elle pas d'assister à une soirée où la fille de la maison touchera du piano, à une assemblée de charité où on fera appel à sa bourse, à un bal où elle serait obligée de reparaître avec une toilette qu'elle a déjà portée et que le budget marital ne permet pas de renouveler?

Du reste, ce n'est pas d'aujourd'hui que les femmes ont le droit d'abuser de la délicatesse de leur système nerveux :

> Hystericam vetulo se dixerat esse marito
> Et queritur se... Leda necesse sibi;
> Sed flens atque gemens, tanti negat esse salutem,
> Seque refert potius proposuisse mori,
> Vir rogat ut vivet, virides ne descrat annos,
> Et fieri quod jam non facit ipse sinit.

×

La goutte elle-même, malgré son humeur tracassière, n'est pas à dédaigner.

Chamfort disait que c'est la seule maladie qui donne de la considération dans le monde.

Son origine, en effet, est des plus nobles et se perd dans la nuit des temps. Car « Bacchus est son père, Vénus sa mère et Plutus son parrain. »

Elle a vécu avec les plus illustres personnages : Périclès, Auguste, Horace, Jules-César, Louis XIV, etc. Son essence, comme disait Montaigne, a de la dignité.

Jules Janin, qui en a fait l'éloge dans l'un de ses plus jolis ouvrages, regarde celui qui en est atteint comme un être privilégié.

Le goutteux a pour lui l'inertie, une force à laquelle on ne saurait résister.

Il n'entend guère que ce qu'il veut entendre.

On lui veut lire une comédie : « Ah! ma goutte! » On lui veut emprunter son argent : « Ah! ma goutte! » On lui présente une fille à marier : « Ah! ma goutte! » Il a réponse au refus de celle-ci et aux exigences de celle-là.

×

Martial, dans une de ses épigrammes, parle d'un certain Zoïle qui aspirait au bonheur d'être malade pour étaler ses belles couvertures, ses vêtements écarlates et son linge parfumé.

> Si fuerit sanus, coccina quid facient?
> Quid torus a Nilo, quid sindone cinctus olenti?

Ce type de coquetterie masculine n'est plus guère dans nos mœurs.

Mais combien de belles pécheresses des deux mondes ne trouvent-elles pas un adoucissement à leurs maux en exhibant sur leur lit de douleur une toilette luxueuse dans laquelle les circonstances autorisent un désordre habile et d'adroites indiscrétions?

La mode, en effet, étend son empire jusque dans le domaine des infirmités.

On a vu simuler des maladies et même en produire pour satisfaire cette capricieuse déité.

Ainsi on sait que Louis XIV était affligé d'une fistule à l'anus.

Cette infirmité, peu propre cependant à relever le prestige du grand roi, avait, dit-on, donné naissance à une industrie spéciale qui consistait à créer artificiellement cette maladie chez les courtisans désireux de ressembler par un endroit quelconque au Roi-Soleil et de capter ainsi les faveurs du maître.

De nos jours, à l'époque où florissait l'auteur

de Childe-Harold, il était de bon ton pour une femme de manquer d'appétit, et pour un homme de traîner la jambe comme l'illustre pied-bot.

Ce travers d'esprit qui porte les hommes à imiter, même par leur côté défectueux, les personnages à la mode, ne date pas d'hier.

On raconte que certains philosophes de l'antiquité, exténués par l'abstinence, arrivaient à un état de maigreur et de pâleur qui allait jusqu'à la diaphanéité (phénomène dont Malebranche aurait, dans les temps modernes, offert un exemple remarquable).

Or, les disciples de ces philosophes, pour se rendre aussi pâles que leurs maîtres sans se soumettre aux mêmes austérités, faisaient usage d'une plante, le cumin, à laquelle les anciens, et notamment Dioscoride, attribuaient la propriété de donner au visage une teinte blafarde et maladive.

C'est à cette coutume qu'Horace fait allusion quand il dit que s'il devenait pâle, ses imitateurs chercheraient à pâlir comme lui en buvant du cumin.

> Proh! si
> Pallerem casu, biberent exsangue cuminum.
> O imitatores, servum pecus!

De tous les petits bonheurs du malade, le plus grand, si je puis m'exprimer ainsi, est celui qu'il éprouve en voyant poindre l'aurore d'une heureuse convalescence.

La cessation d'un mal, l'apaisement d'une douleur, deviennent pour lui une source de joie non moins vive que la possession d'un bien réel.

Aussi y a-t-il peu de moments aussi doux que celui où le patient voit la médecine lui faire ses derniers adieux en le laissant dans les bras de l'hygiène.

Je ne sais si ce retour à l'état physiologique a été compté par Varron au nombre des deux cent quatre-vingt-huit situations où, d'après « le plus savant des Romains, » on peut trouver le bonheur.

Mais il est certain que la conscience d'un danger passé double le prix de la vie.

Il faut qu'un homme soit bien détaché de ce monde pour éprouver « en s'éloignant de la céleste patrie qu'il avait entrevue dans ses souffrances » cette espèce de nostalgie dont parle le Père de Ravignan.

×

Le convalescent, heureux d'être sorti vainqueur de la lutte, a foi dans l'avenir et se trouve tout doré d'espérance.

Les heures, si lentes à son gré quand il souffrait, ont repris leur vol et leur joyeux carillon.

Les bruits de la rue qui le fatiguaient et lui faisaient peur ont maintenant pour lui un charme particulier.

Il voit la nature à travers un prisme étincelant. Il lui semble que les objets soient plus éclairés, les fleurs plus brillantes, les fruits plus parfumés.

> Sans doute que le Dieu qui nous rend l'existence
> A l'heureuse convalescence
> Pour des plaisirs nouveaux donne de nouveaux sens.

« La joye et le plaisir de la santé recouvrée, après que la douleur aura faict son cours, dit Charron, ce sera comme une lumière belle et claire, tellement qu'il semble que nature nous aye presté la douleur pour l'honneur et service de la volupté et de l'indolence. »

×

La convalescence, dans la société antique, était un moment de joie et de félicitations.

L'homme qui renaissait à la vie était salué comme l'enfant qui y faisait son entrée.

L'usage de lui offrir des présents était même une mode impérieuse, si l'on en juge par cette épigramme de Martial :

Ægrotas uno decies, aut sæpius, anno.
Nec tibi, sed nobis, hoc, Polycharme, nocet.
Nam quoties surgis, soteria poscis amicos.
Sit pudor : ægrota jam, Polycharme, semel.

« Ce n'est pas toi, c'est nous qui souffrons de tes maladies. Il te faut des présents. Par pudeur, ne sois donc malade qu'une seule fois. »

X

Le retour à la santé après une longue maladie est réellement une seconde enfance.

Le convalescent se sent revivre et s'épanouit comme une fleur au soleil.

Avec quel plaisir ne se retrouve-t-il pas au milieu de cette foule bourdonnante dont il se croyait séparé pour toujours!

Une maison qu'on a réédifiée, une promenade qui s'est embellie, un magasin dont on a rafraîchi les vieilles peintures, tout l'intéresse.

Il n'est pas jusqu'aux affiches, histoire bigarrée du mouvement commercial et artistique de la cité depuis l'époque où la maladie l'a séparé du monde, qui n'attirent et ne charment sa curiosité naïve.

Son sommeil rappelle celui du jeune âge par sa durée et sa vertu réparatrice, par le calme et la quiétude qui l'accompagnent.

Enfin, sa physionomie respire un certain air d'innocence, heureux effet de l'apaisement des passions et du repos.

×

Si les bornes de cet opuscule nous le permettaient, nous montrerions que les difformités ont, comme les maladies, sinon leurs petits bonheurs, du moins leurs compensations.

Les bossus, par exemple, ont généralement de l'esprit, ce que la physiologie explique par la prédominance de volume du cerveau résultant de la gêne apportée au libre développement de la moelle spinale.

Ils saisissent vivement le ridicule de nos défauts et en rient.

Les bouffons des rois étaient presque tous bossus.

Le prince du burlesque moderne, Scarron, avait, comme il le dit lui-même, la forme d'un Z. Il mourut au milieu d'un éclat de rire, léguant pour dernière malice « Madame sa femme » à Louis XIV.

×

Les boiteux, d'après l'opinion générale, ne seraient pas moins bien partagés au point de vue intellectuel. « Ils ont l'âme ardente, » disait lord Byron, qui, comme nous l'avons vu plus haut, était lui-même affligé de claudication.

Un fait singulier, c'est que presque tous les grands écrivains qui font la gloire de l'Angleterre étaient atteints de quelque défectuosité organique.

Shakespeare et Walter Scott étaient boiteux, comme Byron.

Milton était aveugle. Pope était bossu.

Swift, l'auteur des « Voyages de Gulliver, » acquit dans les dernières années de sa vie une ampleur démesurée.

Les célèbres historiens Hume et Gibbon étaient d'une obésité phénoménale.

Ce dernier avait un nez si exigu et les joues si rebondies que Mme du Deffand, atteinte de cécité, lui ayant un jour palpé la figure (ce qu'elle faisait à tous les visiteurs qui lui étaient présentés pour la première fois), jeta un cri d'horreur, se croyant victime d'une affreuse mystification.

L'essentiel, du reste, n'est pas d'avoir les jambes plus ou moins droites.

Il y a dans le monde quantité de gens qui sans cesse vont de travers et se fâcheraient bien fort si on leur reprochait leur infirmité.

Ce sont les boiteux de l'esprit. « Un boiteux ne « nous irrite pas, disait Pascal; mais un esprit « boiteux nous irrite.

« Un boiteux reconnaît que nous allons droit; « mais un esprit boiteux dit que c'est nous qui « boitons. »

×

C'est surtout chez les femmes que les défauts de l'organisation semblent ajouter à la vivacité de l'esprit et à l'étendue de l'intelligence.

Une femme douée d'un physique disgracieux est souvent plus attrayante qu'une femme d'une beauté sévère et correcte, parce qu'elle cherche à faire oublier ses imperfections corporelles en déployant toutes les ressources de la coquetterie et de l'amabilité.

Les difformités n'excluent pas toujours la grâce, qui est, comme disait La Fontaine, plus belle que la beauté.

Aussi a-t-on vu plusieurs femmes atteintes de défectuosité physique jouer un grand rôle dans l'histoire galante des siècles derniers.

Par exemple, Gabrielle d'Estrées était manchotte,

Mlle de La Vallière était boiteuse; la princesse d'Évoli, qui eut tant d'adorateurs sous Louis XV, était borgne.

×

Brantôme s'est beaucoup étendu sur le pouvoir fascinateur d'une jambe bien faite, dont saint Jérôme lui-même paraît avoir compris le charme, puisqu'on lit dans ses œuvres cette phrase que l'on croirait écrite d'hier : « Rien de séduisant comme une bottine brune, luisante et bien tirée. »

Les femmes qui boitent sont en général dépourvues du genre « d'ensorcellement » qu'exerce « une jambe irréprochable de forme et délectable d'aspect; » mais il ne faut pas croire que ce soit sans compensation.

Les fins dégustateurs qui se piquent d'avoir étudié à fond la physiologie de la boiteuse partagent, dit-on, l'opinion qui a été formulée en Grèce et en Italie par un proverbe que nous ne citerons pas, mais que Montaigne reproduit et commente dans un langage charmant de pittoresque et de naïveté.

VI

> On dirait que dans certaines maladies pour être guéri on n'a qu'à oser vouloir l'être.
>
> RAHIER.

> Pars sanitatis velle sanari fuit.
>
> SÉNÈQUE.

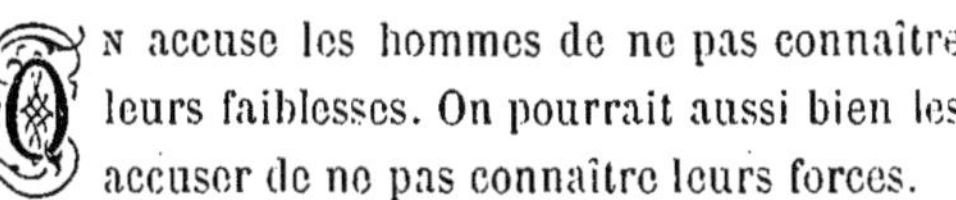

On accuse les hommes de ne pas connaître leurs faiblesses. On pourrait aussi bien les accuser de ne pas connaître leurs forces.

On ignore généralement quels prodiges la volonté peut opérer dans les maladies par l'empire qu'elle exerce sur le rhythme vital.

Si l'imagination est la folle du logis, la volonté en est la maîtresse.

Fontanes parle d'un de ses amis qui lui soutenait sérieusement qu'on guérirait toujours si on voulait fortement guérir.

Nous n'irons pas aussi loin : mais il est certain qu'une foule d'hommes intelligents ont attribué leur guérison, dans des maladies désespérées, aux efforts qu'ils ont faits pour retenir un souffle près de leur échapper et pour se rattacher en quelque sorte à la vie.

Droz en cite un qui disait plaisamment : « Je serais mort tout comme un autre si je l'avais voulu. »

Napoléon Ier, condamné par Corvisart à une maladie de six semaines, déclara à l'illustre médecin qu'il voulait être guéri en huit jours, et il le fut en effet.

Ce résultat doit être moins attribué à un tour de force du célèbre praticien qu'à l'énergie de la volonté du malade.

Dans beaucoup de cas, vouloir c'est pouvoir.

Pendant le siége de Lyon, lorsque les bombes tombèrent sur l'hôpital, beaucoup de paralytiques épouvantés se levèrent et s'enfuirent.

J'ai cité dans un autre ouvrage l'observation d'un paralytique qui, depuis plusieurs mois, se trouvait condamné dans son lit à une immobilité absolue et qui, voyant à l'autre extrémité de la chambre le feu envahir le berceau de son fils, se leva précipitamment, sauva l'enfant et se trouva guéri.

Le choc moral éprouvé par ces malades et la guérison qui en fut la conséquence rappellent l'histoire de ce maniaque qui n'osait marcher parce qu'il croyait que ses jambes étaient de verre, et qui fut tout à coup rendu à la réalité par un violent coup de balai que sa servante lui administra sur le tibia.

×

On a cité bien des fois la curieuse histoire d'un goutteux impotent qui trouva sa guérison dans une circonstance analogue.

Il s'était fait transporter dans une des églises de Bordeaux et écoutait la messe dans une chaise à porteur.

Tout à coup il entend autour de lui un grand tumulte, et il apprend qu'un lion d'une taille énorme, qu'on montrait par la ville, s'est évadé de sa loge et rôde autour de l'église.

Saisi de terreur, le malade se lève tout à coup, s'élance hors de la chaise et saute avec une merveilleuse agilité sur l'autel, d'où il grimpe dans une niche.

Il fallut une échelle pour faire descendre ce saint d'une nouvelle espèce, si inopinément exposé à la vénération des fidèles.

×

Voiture, l'auteur du célèbre sonnet d'Uranie, parle d'une guérison du même genre, mais qui toutefois fut plutôt le résultat d'une terreur soudaine que d'une volonté surexcitée par l'imminence d'un danger.

Le coryphée de l'hôtel de Rambouillet était allé voir une dame dont l'état paraissait désespéré.

Une consomption lente, causée par des souffrances morales non moins que par des souffrances physiques, avait miné ses forces, et il semblait que la nature ne pût reprendre le dessus.

Voiture sort triste et pensif. Il aperçoit dans la rue un homme qui promenait des ours.

Une pensée traverse subitement son esprit, et aussitôt sa résolution est prise.

Il fait monter l'homme et les ours dans la chambre de la malade, et à un moment donné la malheureuse voit surgir, au-dessus des paravents dont elle est entourée, les têtes informes de ces horribles animaux.

La révolution causée par cette apparition soudaine fit naître une crise favorable, et la malade fut rendue à la santé.

Il semble même résulter de plusieurs faits que la volonté aurait un certain pouvoir sur des organes que la physiologie regarde comme entièrement soustraits à son empire.

J'ai rapporté dans mon *Art de Vivre longtemps* l'observation de ce colonel qui pouvait à son gré se donner toutes les apparences de la mort.

Fontana, d'après M. Schlesinger-Rahier, possédait, à ce qu'il paraît, le privilége de pouvoir diminuer à volonté, arrêter même pendant un certain temps, les battements de son cœur.

Vidocq raconte dans ses Mémoires avoir vu un prisonnier qui simulait à merveille les apparences de la mort pour obtenir quelque relâchement aux rigueurs de sa captivité, de telle sorte que lorsqu'il mourut réellement, on crut encore à une nouvelle tentative de fraude, et qu'on le laissa deux jours enchaîné après sa mort.

Saint Augustin raconte, dans la « Cité de Dieu, » qu'un prêtre nommé Restitutus suspendait à volonté l'action de tous ses sens et paraissait, comme un mort, totalement insensible aux tortures qu'on lui faisait éprouver.

Il ne s'apercevait des brûlures et des piqûres que par les plaies qu'il en conservait.

Sa respiration était complétement suspendue.

« Se auferebat a sensibus et jacebat simillimus mortuo.... Tanquam in defuncto nullus inveniebatur anhelitus. »

Cardan prétendait jouir de la même faculté; mais on ne peut ajouter foi aux assertions de cet homme extraordinaire, qui, à l'exemple d'Apollonius de Tyane, se targuait de prédire l'avenir, de faire des miracles, et qui, ayant fixé lui-même, par des calculs astrologiques, le jour de sa mort, se laissa périr de faim pour justifier son horoscope.

Certaines femmes en travail d'enfant ont la force de « manger leurs douleurs, » pour nous servir de l'expression vulgaire.

On sait que la fille de Henri d'Albret, pour gagner une chaîne d'or et la boîte précieuse où était renfermé le testament de son père, chanta le cantique béarnais de « Notre-Dame du bout du Pont » au moment où elle mit au monde celui qui plus tard devait être « le meilleur des rois. »

On a même vu des femmes avoir assez d'énergie pour retarder volontairement le moment de leur délivrance.

Baudelocque raconte qu'une femme sur le point d'accoucher fut portée dans une salle de clinique, où elle se trouva en présence d'un grand nombre d'élèves.

Le travail, qui avait marché avec une grande

rapidité et qui était presque complet, s'arrêta tout à coup.

La femme passa la nuit, le lendemain et le surlendemain, sans accuser la plus légère douleur.

Les élèves, qui s'étaient relayés de manière à ne pas laisser cette femme seule un instant, se retirèrent dans une salle voisine.

La femme s'abandonna alors librement à ses douleurs et accoucha presque immédiatement.

En voyant rentrer les élèves, elle dit que si elle les eût cru si près, elle n'aurait pas accouché de huit jours encore.

×

Quelques observations prouvent même qu'une grande fermeté d'âme peut retarder la mort, et que l'attente d'un grand événement peut entretenir, par une sorte d'artifice, les restes d'une vie qui s'éteint.

J'en ai cité deux exemples curieux dans mon *Art de Vivre longtemps*.

En 1672, pendant l'invasion des Français en

Hollande, une femme très âgée, atteinte d'une maladie gangréneuse, et chez laquelle tout annonçait une mort très prochaine, avait eu la douleur de voir sa fille arrachée de ses bras.

Agonisante, elle faisait comprendre par des gestes et des mots entrecoupés qu'elle ne pouvait mourir sans être fixée sur le sort de son enfant.

Elle était depuis plusieurs jours froide, sans pouls, privée de sentiment, quand tout à coup elle entend la voix de sa fille.

Elle reprend immédiatement connaissance, se jette à son cou, et meurt en l'embrassant.

×

Le fait suivant, observé par M. le docteur Devay, est encore un exemple frappant de ce que peut l'influence d'un sentiment profond d'attente et de volonté pour retenir le sens intime dans un organisme complétement épuisé.

Une femme âgée de 52 ans avait été apportée à l'hôpital dans un état voisin de l'agonie.

Elle était arrivée au dernier degré de la décomposition scorbutique des fluides, et tous les matins, à la visite, chacun s'étonnait de la revoir encore vivante.

C'est que la malade, plongée dans la plus complète indifférence par rapport à ce qui la concernait, attendait chaque jour avec anxiété un beau-frère avec lequel elle voulait se réconcilier.

Le parent arrive. A peine a-t-elle causé avec lui, qu'elle exhale le dernier soupir.

Tous les faits que nous venons de citer démontrent la puissance de la volonté et prouvent que dans certains cas, notamment dans les maladies nerveuses ou de cause morale, elle peut faire des miracles.

On nous dira qu'il n'est pas toujours possible de la mettre en jeu.

C'est une erreur; la volonté est dans toutes les âmes. La demander au ciel, c'est ressembler à ce guerrier de l'antiquité qui, jeune, vigoureux et bien armé, s'écriait : O Jupiter, donne-moi le courage.

Bien des gens restent paralytiques ou perclus par habitude ou par nonchalance, faute de s'essayer, la lésion matérielle qui avait primitivement déterminé la maladie n'existant plus.

Mais ils recouvrent de suite l'usage de leurs membres quand un adroit charlatan vient à frapper vivement leur imagination et à les mettre pour ainsi dire en demeure de presser la détente de leur volonté, par le mot sacramentel : Marche !

Tel est, en effet, le secret de ces guérisons soi-disant miraculeuses qui ont fait la réputation du prince de Hohenlohe, de Mme de Saint-Amour, et plus récemment du zouave Jacob.

VII

> Le courage diminue la gravité de toutes les maladies et accélère les convalescences ; enfin, il développe cette patience virile, seul remède à ce qu'on ne peut guérir, soulagement unique à ce qu'on ne peut éviter.
>
> CAMPARDON.

La fermeté du caractère et la confiance en soi-même communiquent à l'homme je ne sais quelle vigueur qui souvent le fait réussir dans les tentatives les plus hasardeuses.

> Audentes fortuna juvat timidosque repellit.

Il en est de même dans les maladies, qui sont pour ainsi dire des entreprises périlleuses de la nature.

Galien, à qui l'on doit de si beaux travaux sur la médecine morale, disait : « Celui qui montre une vigueur inébranlable de l'âme est rarement en proie à des maladies sérieuses. »

Puisqu'en s'imaginant qu'on est malade on le devient, la persuasion qu'on ne le sera pas doit être une garantie d'immunité et un puissant préservatif.

×

« N'accusons nature de nous avoir faicts trop foibles, disait l'auteur du *Traité de la Sagesse*, car il n'en est rien ; mais nous sommes trop délicats.

« Si nous nous rendons laschement et nous laissons vaincre, nous n'en serons traictés que plus rudement.

« Notre tendreur luy apporte cette aigreur et dureté. »

Les eaux ne demeurent pas longtemps sur les lieux élevés, mais tombent dans les lieux bas et y croupissent.

De même il semble que les maux et pour ainsi dire les humeurs peccantes ne s'arrêtent pas « chez ces caractères hauts et fiers qui les traitent avec rudesse, mais qu'ils s'impatronisent, au contraire, dans ces constitutions molles et abattues qui se soignent avec tant de complaisance. »

La vie est une tension plus ou moins énergique de nos forces. Le relâchement, c'est la maladie, c'est la mort.

Le découragement est un sentiment terrible qui abat l'homme bien portant et tue le malade.

X

L'énergie morale, en donnant de l'essor aux plus nobles facultés, fortifie le principe de vie et constitue un précieux antidote contre les miasmes contagieux.

La peur est, au contraire, un puissant auxiliaire des épidémies.

Les personnes d'un caractère faible, pusillanime, sont une proie dévolue d'avance au fléau qu'elles redoutent.

Quand l'inquiétude s'est emparée de leur esprit, elles se soumettent à toutes sortes de précautions, et l'excès de ces précautions les rend déjà malades.

Ressentent-elles, en s'étudiant, quelque légère souffrance, aussitôt elles se croient atteintes, elles pâlissent de terreur, et leurs forces vitales s'anéantissent.

Elles se livrent elles mêmes à la contagion en lui ouvrant toutes les portes.

« On ne peut se défendre d'une profonde affliction, disait Alibert, quand on songe qu'il y a au moins un tiers de l'espèce humaine moissonné par les terribles effets de la peur. »

×

La peur joue un si grand rôle dans la production des maladies épidémiques, qu'un physiologiste célèbre l'a presque identifiée avec la contagion, et que Gaubius se demande si les peureux ne seraient pas seuls attaqués des affections de cette nature.

Un médecin hollandais va même jusqu'à prétendre que les moyens préventifs employés contre certaines maladies contagieuses agissent uniquement par l'influence salutaire qu'ils exercent sur l'imagination du malade.

Nous sommes loin de reconnaître à ce fantôme sans traits ni forme qu'on appelle la peur la puissance exagérée qu'on lui a attribuée; mais on ne peut nier que ce mode passionnel ne doive tout au moins occuper le premier rang parmi les influences qui prédisposent aux maladies épidémiques.

Si les idiots ne sont presque jamais atteints dans les épidémies, c'est en grande partie parce qu'ils ne sont pas accessibles à la crainte.

Il en est de même des individus adonnés à l'abus des liqueurs alcooliques, l'ivresse paraissant les placer dans un état de confiance ou d'abandon sur lequel la contagion n'a aucune prise.

X

Tout ce qui déprime les forces vitales appelle la contagion et la douleur.

Tout ce qui les soutient ou les exalte éloigne, au contraire, les atteintes du mal.

Les médecins, les sœurs de charité qui prodiguent leurs soins aux malades échappent le plus souvent à la contagion, et trouvent leur salut dans l'énergie de leur volonté et dans la chaleur de leur dévoûment.

On a souvent vu des missionnaires exaltés par la ferveur religieuse vivre impunément au milieu des pestiférés.

On sait que saint Paul fut mordu par une vipère en abordant à Malte, et que, sans se soumettre à aucune médication, il fut exempt des suites de cette morsure venimeuse.

Ne dut-il pas ce privilége à « l'état d'ardeur céleste » qui le transportait et qui lui fit mépriser cet accident comme il avait bravé la tempête?

Une âme fortement trempée finit toujours par triompher des mouvements physiologiques et par entraîner le corps, en imposant silence à l'instinct de la conservation.

Quand un homme est appelé à rendre service à ses semblables au péril de sa vie, il doit prendre de suite une ferme résolution.

La bête continue quelquefois à se regimber contre les injonctions de l'esprit.

Mais on arrive toujours à être assez maître de sa partie animale pour pouvoir lui adresser ce mot célèbre de Turenne se parlant à lui-même au moment de sa première bataille :

« Tu trembles, carcasse! tu tremblerais bien davantage si tu savais où je veux te conduire aujourd'hui! »

×

L'expansion de l'énergie et l'éréthysme moral qui en est la conséquence peuvent même atténuer considérablement la douleur.

Mucius Scævola, n'ayant pas réussi à poignarder le roi des Étrusques, se plongea la main droite dans un brasier ardent comme pour la punir de sa maladresse, et la laissa brûler en conservant un visage ferme et tranquille.

C'est parce qu'ils oubliaient pour ainsi dire leur enveloppe mortelle en voyant d'avance la couronne qui les attendait dans une autre vie, que les martyrs de la foi supportaient avec calme les plus affreuses tortures.

C'est sous l'empire d'une déviation de la sensibilité que les convulsionnaires du moyen âge enduraient, non seulement sans se plaindre, mais avec une sorte de volupté, ces horribles mutilations, ces violences inouïes qu'ils appelaient des « consolations. »

Un martyr de la science, l'infortuné Dolomieu, livré à toutes les horreurs de la faim dans un cachot infect, parvenait à alléger en partie ses souffrances et à les oublier pour ainsi dire, en occupant fortement sa pensée par la composition de son traité de « Philosophie minéralogique. »

Lorry a vu des femmes qui disaient que les douleurs de l'accouchement, ordinairement si cruelles, n'étaient pas pour elles sans douceur.

X

L'analgésie de la peau et même l'insensibilité complète se rencontrent fréquemment chez les hystériques et surtout chez les extatiques.

Dans le moyen âge et même à une époque beaucoup plus rapprochée de la nôtre, ces symptômes étaient considérés comme un signe de possession.

On voit des fous se pratiquer, sans paraître souffrir et même avec un cruel plaisir, des mutilations effroyables.

Bricheteau a lu à l'Académie des sciences l'observation curieuse d'un aliéné qui se suicida par la combustion.

On le trouva calme et souriant, quoique à moitié calciné, sur un bûcher qu'il avait préparé et allumé lui-même.

Ces faits aident à comprendre comment des malheureux, mis à la question, ont pu rire jusque sur le chevalet, en lassant par leur indifférence la rage de leurs bourreaux.

X

La prière a toujours été regardée comme un puissant moyen d'élever l'âme et de la réconforter.

Non seulement elle est féconde en consolations au point de vue religieux, mais elle peut adoucir les souffrances et hâter la guérison, puisqu'elle est animée par l'espérance et la foi.

« La piété est un remède, » disait J. Joubert.

Mais peu de personnes savent prier.

Les formules que le chrétien égrène machinalement dans un état de béate indolence ne sont guère propres qu'à fermer les portes des sens au cliquetis des pensées mondaines et à ramener le calme dans les cœurs agités.

X

Pour que la prière soit réellement un anesthésique et qu'elle fasse taire les organes qui souffrent, il faut qu'elle soit l'expression spontanée d'un éréthysme cérébral et qu'elle jaillisse des profondeurs de l'âme par un élan énergique.

Des saints ont pu supporter en priant les plus affreuses tortures, parce que les saints, suivant l'expression du Père de Ravignan, étaient des hommes « qui avaient une idée fixe. »

Mais, dans les circonstances ordinaires de la vie, il est rare que la prière soit assez ardente pour modifier la sensibilité et imposer silence aux grandes préoccupations.

Bossuet disait, dans son Oraison funèbre de la duchesse d'Orléans, que les prières suspendaient les douleurs les plus violentes par une espèce de charme divin, et qu'elles faisaient même oublier la mort.

Cependant quand le grand orateur eut appris, quelques années plus tard, de la bouche de Maréchal et de Tournefort, qu'il avait la pierre, il ne put supporter l'idée de subir l'opération, et il en ressentit un trouble qui précipita sa fin.

X

La fermeté du caractère n'a, du reste, rien de commun avec la fière impassibilité du disciple de Zénon qui disait : « La douleur n'est pas un mal; il est indigne de l'homme de se plaindre. »

L'insensibilité apparente du stoïcisme n'était qu'une révolte insensée contre la nature et un effort de l'orgueil plutôt que de la raison.

L'homme ne peut être insensible ni aux tourments ni aux voluptés. Seulement la raison doit toujours dominer, au milieu des souffrances comme au sein des plaisirs.

Si un homme ne doit pas s'abandonner à de vains gémissements pour un mal léger, il lui est permis de payer son tribut à la faiblesse humaine et de se plaindre quand il se trouve aux prises avec une douleur excessive.

Les chirurgiens ont même reconnu qu'une grande opération ne doit pas se passer sans cris de la part du patient.

« Le cri, c'est, disait Montaigne, le moyen de débander les ressorts que le mal tient tendus à outrance, et s'il advient qu'il s'écoule quelques pleurs, c'est le rafraîchissement le plus doux à un cœur navré. »

VIII

> Les philosophes que l'on surnomme Elpistiques affirment qu'il n'y a rien qui contienne et conserve mieux la vie de l'homme que fait l'espérer.
>
> PLUTARQUE.

KANT, « le plus froid des évangélistes de la raison, » appelait l'espérance : la bienfaitrice de la vie humaine.

Si l'espérance est salutaire, c'est parce qu'elle est non seulement la plus douce des passions expansives, mais en même temps la plus constante, et qu'elle n'abandonne jamais celui qui souffre.

Elle reste toujours au fond du cœur comme elle resta jadis au fond de la boîte qu'Épiméthée eut l'imprudence d'ouvrir.

Elle berce l'homme même sur ses vieux jours, et l'accompagne jusqu'au bord de la fosse. Aussi Pindare l'appelait-il « la nourrice de la vieillesse. »

Il semble que la nature prenne à cœur de soutenir le crédit de cette enchanteresse et de perpétuer son prestige, en lui donnant raison dans des cas où les dernières lueurs des illusions qu'elle procure paraissent près de s'éteindre.

Aussi n'a-t-elle, à proprement parler, frappé aucune maladie d'un cachet fatal d'incurabilité absolue.

L'expérience ne prouve-t-elle pas, par exemple, que la phthisie et le cancer, ces deux types des maladies inexorables, sont susceptibles de guérison?

Lors même que ces maladies marchent vers une terminaison fatale, ne parcourent-elles pas quelquefois leurs périodes avec une lenteur telle qu'elles n'abrègent pas sensiblement la durée de la vie?

« Ne renonçons jamais au bonheur, dit un

poète persan. Les sources du bien et du mal sont cachées, et nous ignorons laquelle doit s'ouvrir pour arroser l'espace de la vie. Si tu es malade, ne désespère jamais. »

X

Que de malades ont donné, en se guérissant, un heureux démenti au médecin qui les avait condamnés!

Rien n'est plus incertain que le pronostic, disait Hippocrate.

« C'est, dit Charron, une maxime fort célèbre en la médecine, qu'ès maladies aiguës les prédictions ne sont jamais certaines. Tant qu'il y a vie, il y a espérance. »

Modo liceat vivere est spes.

L'organisme contient quelquefois, sous une forme latente, un fonds de vitalité que rien ne pouvait faire soupçonner.

Il y a dans l'économie humaine des coins sombres que le flambeau de la science ne peut éclairer.

9.

×

L'œil le plus perçant, l'intelligence la plus exercée, ne peuvent pas toujours saisir, au milieu d'un ensemble de symptômes tumultueux et confus, le secret des mouvements organiques que la nature suscite pour déterminer une guérison qui paraissait inespérée.

Quels que soient ses succès, un médecin consciencieux doit toujours s'appliquer ces paroles de Cicéron : *Ut humanus, possum falli.* Comme homme, je puis me tromper.

On peut dire du praticien le plus habile ce que Mascarat disait de Mazarin : « Ce qu'il a de bon, c'est qu'il choppe et bronche moins souvent que ne le ferait un autre qui aurait moins d'expérience et de capacité que lui. »

×

Il y a une classe d'individus qu'on voit souvent en proie à la mélancolie et que l'espérance ne devrait cependant jamais abandonner. C'est celle des personnes qui se croient sous le coup d'une maladie héréditaire.

Il ne faut pas croire que les menaces de l'hérédité morbide soient éternelles et que les maladies des ascendants se transmettent fatalement à leur postérité.

L'impulsion morbide transmise par les auteurs est nécessairement limitée.

Il y a en nous une force innée qui tend sans cesse à nous ramener au type primitif de notre organisation, c'est-à-dire à la santé.

S'il en était autrement, toute la cohorte des maladies héréditaires, en recrutant dans ses évolutions successives les maladies acquises et en se les assimilant, finirait par amener une dégradation complète de la race humaine.

« Dans l'œuvre de notre conservation physique, dans la sphère de nos manifestations morales, reparaît toujours, a dit un auteur, la juste proportion de la liberté et de la fatalité. »

La volonté et l'intelligence sont le contre-poids des données d'organisation première. Il n'est peut-être pas d'hérédité morbide si prononcée qu'il ne soit donné à l'art de coercer ou de détruire.

IX

> Dans toutes choses il faut commencer par la foi.
>
> DE LA ROIÈRE.

> Calomnier la médecine quand on se porte bien est une maladie très ancienne, car elle existait déjà il y a deux mille ans, du temps d'Hippocrate.
>
> PINEL.

De tout temps on a calomnié la médecine et répandu à pleines mains sur ceux qui l'exercent le fiel d'une sombre misanthropie ou le sel d'une gaîté caustique.

Les médecins dédaignent les déclamations de Rousseau, s'amusent du scepticisme de Montaigne et rient des plaisanteries de Molière.

Les traits que ces auteurs leur décochent ne peuvent les atteindre, puisque les travers qui excitaient la verve de ces écrivains ont depuis longtemps disparu.

Ils se consoleraient, d'ailleurs, en pensant que les individus qui maltraitent le plus la médecine sont presque toujours ceux qui mettent le plus d'empressement à réclamer ses conseils lorsque la maladie vient à les frapper; de même que les hommes qui médisent le plus du beau sexe sont ceux qui, dans l'occasion, résistent le moins à son empire.

Les plaisanteries de Molière à l'endroit des médecins n'ont plus de valeur que comme beautés classiques et sont tombées dans le domaine de la fantaisie, car elles s'attaquent à des types qui n'existent plus.

Mais elles avaient il y a deux cents ans un mérite qui leur donnait une saveur incomparable, celui de frapper juste et de s'adresser le plus souvent non pas à la généralité des médecins, mais à des individualités.

Le grand comédien avait beau jeu, par exemple, en livrant à la malignité publique ces médecins qui admiraient et mettaient rigoureusement en pratique l'aphorisme de Botal :

« Le sang dans le corps humain est comme l'eau dans une bonne fontaine. Plus on en tire et plus il s'en trouve. »

Les débauches d'émissions sanguines qu'on a si vivement reprochées aux adeptes de Broussais n'étaient que des peccadilles en comparaison des orgies sanguinaires des contemporains de Molière.

Le sang, à cette époque, était versé par torrents, sans distinction d'âge ni de sexe.

Ainsi Guy Patin, le célèbre doyen de la Faculté de Paris, saignait treize fois en quinze jours un enfant de sept ans.

Il en saigne un de deux mois, et un autre de trois jours.

Il rapporte des exemples non moins beaux de dévouement à la science de la part de plusieurs de ses confrères : M. Martel, saigné trente-deux fois pour une fièvre; M. Cousinot, soixante-quatre fois pour un rhumatisme; M. Baralis, onze fois en six jours pour la même maladie, etc.

×

N'est-ce pas le sublime du comique que l'imprécation lancée par ce même médecin contre un de ses confrères qui était mort sans avoir voulu se laisser ouvrir les veines?

« Le diable, s'écrie Guy Patin avec indignation, le saignera dans l'autre monde, comme le mérite un fourbe et un athée. »

Cette espèce d'anathème me rappelle ces paroles de Crispin dans le « Médecin volant » de Boursault :

> Quand un homme se trouve en état de périr,
> Toujours un médecin doit l'aider à mourir,
> Et c'est faire éclater des malices énormes
> Que vouloir refuser de mourir dans les formes.

×

Dans les dix derniers mois de la vie de Louis XIII on lui avait pratiqué quarante-sept saignées et donné deux cent quinze médecines.

Il avait en outre reçu deux cent dix lavements,

genre de médication que Richelieu avait mis à la mode, et dont la vogue prit sous Louis XIV des proportions incroyables.

Le grand roi était loin de partager le sentiment de Plotin, qui avait honte du corps dans lequel il était logé et qui refusa de subir, comme contraire à la dignité du philosophe, l'opération dont l'ibis donna, dit-on, le premier exemple à l'homme.

Il abusait des « remèdes; » car c'est le nom qu'à la suite d'une intrigue de cour, et sur les réclamations des Jésuites, on avait substitué à la dénomination « déshonnête » de lavement, qui avait elle-même remplacé celle de « clystère » sur les instances du Père Garasse.

C'était l'âge d'or des « Fleurant. » Est-il étonnant que Molière ait fait jouer un grand rôle, dans ses comédies, à l'instrument dont ils étaient sans cesse armés?

Molière a persifflé à la fois les médecins, les apothicaires et les malades.

Seulement, les types de médecins et d'apothicaires qu'il a critiqués n'existent plus, tandis que la race des malades imaginaires fleurit encore dans toute sa splendeur.

Il n'y a plus de Diafoirus ni de Purgon; mais on rencontre tous les jours des Argan.

Que d'exemples nous pourrions citer de malades qui, sous le rapport de la pusillanimité, ne le cèdent en rien à ce dernier personnage!

Nous rencontrons chaque jour dans la pratique des gens qui donnent des proportions considérables aux choses les plus insignifiantes, et pour lesquels la préparation, par exemple, d'un simple infusé de fleurs de tilleul est l'objet de questions et de commentaires interminables.

J'ai connu un malade qui, ayant besoin de faire usage de décoction de graine de lin et ayant ouï dire que cette boisson était indigeste quand elle était trop chargée, comptait les semences et calculait, montre en main, la durée de l'ébullition.

Je ris encore de l'effroi d'un hypocondriaque qui, ayant pris une infusion de quatre fleurs, s'était aperçu après l'absorption du breuvage qu'au lieu de quatre espèces de plantes il y en avait cinq dans le mélange.

Quelques fleurs de tussilage s'étaient bien innocemment glissées dans le quatuor officiel.

×

Je me souviens d'avoir vu entrer un jour dans mon cabinet un individu couvert d'un paletot qui accusait des angles insolites et dont s'échappaient, au moindre mouvement, des résonnances singulières.

C'était un militaire retraité à qui j'avais conseillé le matin, dans la rue, l'usage d'une décoction de lichen d'Islande pour une légère bronchite dont il était affecté.

Les profondeurs de ses poches contenaient d'abord un énorme paquet de ce cryptogame, puis une demi-douzaine au moins de cafetières et de tasses de différentes dimensions, qu'il m'exhiba successivement.

Ma prescription, un peu concise, l'avait jeté dans une grande perplexité. Une foule de problèmes à résoudre s'étaient immédiatement présentés à son esprit.

Quelle dose de lichen fallait-il plonger dans une

quantité d'eau déterminée? Combien de temps fallait-il prolonger l'ébullition? Fallait-il sucrer la décoction? Combien de fois par jour fallait-il en faire usage? En quelle quantité, à quelles heures, à quelle distance des repas, à quelle température? Etc., etc.

Des malades imaginaires, — allant encore plus loin qu'Argan, qui voulait marier sa fille à un médecin pour avoir à côté de lui une source toujours ouverte de consultations, — ont quitté la carrière à laquelle ils se livraient pour se faire eux-mêmes médecins.

×

Les choses perdraient souvent une grande partie de leur portée et de leur prestige, si on connaissait la futilité de leur origine.

On ferait un livre sur les grands événements engendrés par de petites causes.

César n'eût peut-être pas été assassiné, s'il ne se fût attiré des haines implacables en recevant assis, dans le temple de Vénus, le sénat qui venait en corps lui remettre des décrets honorifiques.

Or, si César ne se leva pas de son siége dans une circonstance aussi solennelle, c'est qu'il se sentait incommodé et qu'il craignait, suivant les expressions d'un auteur ancien, « de mettre à bout sa force rétentrice en se remuant. »

On sait qu'une gravelle engagée dans un des uretères de Cromwell arrêta le « Protecteur » au moment où il allait ravager la chrétienté.

Si Louis XIII (ce roi qu'on avait surnommé *le Juste* au moment même de sa naissance, parce qu'il était né sous le signe de *la Balance*) fut l'esclave timide et inquiet de Richelieu, n'est-ce point parce qu'il avait été affaibli de corps et d'esprit par quarante saignées qu'on lui avait pratiquées en quelques mois lorsqu'il était encore enfant?

Qui pourrait dire quelles ont été les conséquences de la constipation du grand ministre dont nous venons de parler?

X

Quant aux écrivains qui ont maltraité la médecine, il y a lieu de croire, par exemple, que si

Rousseau eût été bien portant, il n'aurait pas lancé contre l'art de guérir ces déclamations atrabilaires, qui n'étaient autre chose que l'expression morbide d'une vessie détraquée et d'un cerveau malade.

Si l'on en croit certains biographes, le mobile de la guerre faite par Molière aux médecins se réduirait à des proportions encore plus mesquines.

Ce serait la rancune d'un locataire contre son propriétaire, médecin, qui l'aurait poursuivi pour un terme arriéré.

Montaigne avoue que son antipathie pour la médecine et les médecins est une maladie de famille, comme la pierre qu'il portait dans la vessie :

« Il est à croire que je doibs à mon père cette qualité pierreuse.

« Que les médecins excusent un peu ma liberté; car par cette mesme infusion et insinuation fatale j'ai receu la haine et le mespris de leur doctrine; cette antipathie que j'ay à leur art m'est héréditaire.

« Mes ancestres avoient la médecine à contrecœur. La veue mesme des drogues faisoit horreur à mon père. »

×

Il ne paraît pas, du reste, que les sarcasmes dont Molière a été si prodigue envers les médecins de son époque aient porté aucune atteinte à leurs intérêts professionnels.

Même après la représentation du « Malade imaginaire, » ils restèrent en pleine possession des faveurs de la cour et de la ville.

Consultés, payés et choyés par ceux-là mêmes qui la veille avaient ri à leurs dépens, ils riaient à leur tour et se consolaient en constatant la vérité de ces paroles de La Bruyère :

« Il y a déjà longtemps que l'on improuve les médecins et que l'on s'en sert. Le théâtre, la satire ne touchent point à leurs pensions.

« Ils dotent leurs filles, et les railleurs fournissent l'argent. »

×

Un reproche qu'on a souvent adressé à la médecine, c'est d'être changeante et même d'obéir aux caprices de la mode.

Il ne faut pas croire que les révolutions de la thérapeutique soient toujours l'effet d'un engouement passager et irréfléchi.

Souvent la médecine change, parce que l'humanité change. Elle ne varie ses moyens que pour les adapter aux modifications nouvelles qui se produisent, avec le cours des années, dans le tempérament et la constitution des individus.

L'espèce humaine est frappée d'une empreinte spéciale, suivant le milieu où elle se développe.

Comment la civilisation, par exemple, ne modifierait-elle pas le dynamisme, puisqu'elle va jusqu'à changer la conformation physique de l'individu?

Il est démontré qu'à partir de l'ère chrétienne un accroissement sensible s'est produit dans les régions supérieure et antérieure du crâne, en même temps qu'une dépression évidente a eu lieu dans les parties latérales et postérieure.

Une révolution si profonde et si universelle que celle de l'avénement du christianisme, une révolution qui changeait les penchants et le génie de l'homme en même temps qu'elle réhabilitait la femme, ne pouvait se faire sans imprimer son sceau sur les organes qui devaient en devenir les principaux instruments.

Aussi observe-t-on « une différence tranchée dans la conformation de la tête lorsqu'on compare les bustes des Césars et des Sages de l'antiquité avec ceux des célébrités modernes. » Le crâne s'est surtout développé chez la femme, comme on peut s'en convaincre par l'examen des camées grecs et romains.

×

Il est incontestable que les maladies n'ont plus la même physionomie qu'il y a cinquante ans.

Il ne pourrait en être autrement, car les conditions du terrain sur lequel elles se développent ne sont plus identiques.

« Autrefois l'humanité avait du sang et elle supportait à merveille la saignée. Aujourd'hui elle a des nerfs, et sa médecine est celle des antispasmodiques et des calmants. »

Les hommes sont devenus vaporeux comme des femmes. Les différences sexuelles des maladies se sont atténuées avec les dissemblances jadis si tranchées qui existaient entre le genre de vie, les mœurs et les exercices des deux sexes.

La médication tonique tend à prendre partout la place de la médication débilitante, parce que la génération actuelle est anémique et qu'elle a besoin d'un régime réparateur.

×

Ce qui a toujours jeté le plus de défaveur sur la médecine, aux yeux des esprits superficiels, ce sont les systèmes.

Si les systèmes représentaient exactement l'art de guérir, quelle conclusion un homme de sens devrait-il tirer de leur variation continuelle ?

Heureusement ils ne sont le plus souvent, en médecine, que des superfétations accidentelles qui peuvent un moment faire dévier le cours de la séve, mais ne portent jamais atteinte à la vitalité du tronc.

Il n'y a guère que les esprits faux, amateurs de

nouveautés, qui se passionnent pour les systèmes. La masse des médecins sages et judicieux se laisse rarement égarer par ces brillants météores, et continue de marcher d'un pas ferme dans la voie de l'expérience et de l'observation.

X

Pour peu qu'ils aient étudié l'histoire de la médecine, ils savent que les systèmes sont des conceptions éphémères, écloses du cerveau d'hommes ayant généralement plus d'intelligence et d'audace que de bonne foi et de jugement.

Mais ils savent aussi que les hérésies révolutionnaires qui se produisent dans les sciences n'agitent pas toujours en vain les esprits, et qu'elles laissent souvent quelque chose de fécond après elles.

Ils se tiennent sur la réserve. Seulement quand le bruit a cessé, quand les lueurs trompeuses qui illuminaient l'édifice ont disparu, quand le calme est rétabli, ils cherchent s'ils ne découvriraient pas, au milieu des débris du système, quelque vérité pratique incontestable dont ils puissent augmenter leur bagage scientifique au profit de l'humanité.

La médecine, à l'époque où nous vivons, est devenue une science de faits et d'observation.

Sydenham disait : « Celui qui donnerait le moyen de guérir la plus légère affection mériterait bien mieux de ses semblables que celui qui se ferait remarquer par l'éclat de ses raisonnements et par ces pompeuses subtilités qui ne servent pas plus au médecin dans la cure des maladies que la musique à un architecte dans la construction d'un édifice. »

X

Il est dans la destinée des médecins d'être toujours en butte à des railleries ou à des attaques sérieuses.

La comédie du XVIIe siècle s'est égayée à leurs dépens, et elle avait raison.

De nos jours ce ne sont plus de fines épigrammes ou d'innocentes plaisanteries qu'on lance à leur adresse;

C'est une inculpation grave : celle d'être matérialistes.

On a exhumé ce vieil adage : « Ubi tres medici, duo athæi. » Là où il y a trois médecins, il y a deux athées.

Si dans ces dernières années quelques médecins ont donné une explication peu orthodoxe des phénomènes de la vie, est-il juste d'en faire retomber la responsabilité sur le corps médical tout entier, en le représentant comme frappé dans tous ses membres de la gangrène du matérialisme ?

Quelques aberrations individuelles ne doivent pas plus porter atteinte à la considération qui s'attache à notre profession, que les incartades à effet d'un prélat fougueux ne pourraient compromettre la réputation de haute sagesse de l'épiscopat français.

Il est certain qu'aucune classe de la société ne renferme autant de spiritualistes convaincus que le corps médical.

Les gens du monde qui se révoltent au seul mot

11

de matérialisme obéissent plutôt à une répulsion instinctive qu'à une conviction raisonnée ; car les notions philosophiques qu'ils possèdent se réduisent en général à quelques souvenirs confus d'un enseignement religieux ou universitaire incomplet et mal digéré.

Le médecin est, au contraire, impérieusement conduit et ramené sans cesse au spiritualisme par la nature même de ses travaux.

De toutes les études, celle de la médecine devrait être la moins suspectée de mener à l'incrédulité et à l'athéisme, car une connaissance intime des merveilles de la nature ne peut qu'élever l'âme à la conviction de la divinité.

X

L'étude de l'organisation suffirait à elle seule pour forcer le médecin à s'incliner devant les grandes vérités qui sont la substance du spiritualisme : l'immortalité de l'âme et l'existence de Dieu.

A la vue de cette merveilleuse organisation où tout a été prévu, coordonné avec une sagesse telle « qu'une fibre ne saurait avoir un peu plus ou un peu moins de force sans qu'à l'instant l'équilibre ne soit troublé et le désordre commence », il faut reconnaître avec Galien qu'un livre d'anatomie est le plus bel hymne qu'il ait été donné à l'homme de chanter en l'honneur du Créateur.

Morgagni, illustre savant du XVIIIe siècle, qui fit sortir la médecine de l'état conjectural en l'établissant sur l'anatomie, disait : « Oh ! si je pouvais aimer ce grand Dieu comme je le connais ! »

Le célèbre médecin danois Winslow disait qu'il devait sa conversion à ses profondes études en anatomie.

Je me rappelle une phrase charmante, écrite par un auteur dont j'ai oublié le nom :

« Il n'y a qu'une mère penchée sur le berceau de son fils malade qui entende la voix de Dieu comme l'entend le médecin. »

L'imputation de matérialisme a toujours été, du reste, une arme banale contre les écrivains qui ont émis des opinions médico-philosophiques en dehors des idées généralement acceptées.

Cabanis, par exemple, l'auteur des « Rapports du physique et du moral », était bien éloigné des idées d'athéisme et de matérialisme qu'on lui a reprochées avec tant de violence.

Il dit dans sa « Lettre sur les causes finales » :

« On ne peut méconnaître que des forces actives animent toutes les parties de la matière. Pour faire concourir au même but toutes ces puissances, toutes ces divinités particulières, il faut toujours un Dieu suprême. »

Combien de fois n'a-t-on pas dit que Gall, en soutenant la pluralité des organes cérébraux, n'avait partagé le temple que pour en chasser la divinité ?

Cependant personne n'a fait de plus grands efforts pour distinguer les facultés de l'âme des fonctions cérébrales.

Il s'exprime ainsi dans un de ses ouvrages :

« Je dis que l'homme, dans cette vie, pense et

veut par le moyen du cerveau ; mais si l'on en conclut que l'être voulant et pensant est le cerveau, ou que le cerveau est l'être pensant et voulant, c'est comme si l'on disait que les muscles sont la faculté de se mouvoir, que l'organe de la vue et la faculté de voir sont la même chose. »

L'école animiste n'a pas eu de partisan plus chaleureux que Spurzheim, le plus célèbre des disciples de Gall.

X

> L'action de l'homme sur l'imagination peut être réduite en art et appliquée avec méthode sur les sujets qui ont la foi,
>
> DROZ

Si nous avons cherché à faire ressortir l'inanité des attaques qu'on a dirigées contre la médecine, c'est parce qu'une des premières conditions pour se guérir rapidement, c'est d'avoir la foi.

En médecine comme ailleurs, la foi est une force dont la puissance est sans limites et fait des miracles.

Les talismans et les amulettes n'ont jamais eu d'autres propriétés que celles qu'ils tiraient de leur empire sur les imaginations crédules; cependant on ne peut nier que dans certaines circonstances ils n'aient produit de grands effets.

Il suffit souvent d'avoir confiance dans un remède ou dans un médecin pour être soulagé ou guéri.

Piorry raconte l'histoire d'un Anglais qui s'était complétement rétabli après avoir fait usage de pilules que son médecin lui avait dit très compliquées.

Quand le patient apprit qu'il y avait eu supercherie et que les pilules en question n'étaient autre chose que de la mie de pain, il en éprouva une impression morale si vive, qu'il tomba de nouveau malade et ne tarda pas à succomber..

X

« L'imagination est une estrange chose, disait Charron; souvent elle tue et fait mourir. »

On dit qu'autrefois l'excommunication jetait presque toujours dans un marasme mortel celui qui en était frappé.

Le pape Clément V et Philippe-le-Bel, cités,

l'un à quarante jours, l'autre dans l'année, devant le tribunal de Dieu par le grand-maître des Templiers, moururent au terme qui leur était assigné.

Descartes raconte que Hortensius, professeur de mathématiques à Amsterdam, prédit qu'il mourrait en 1629, et que deux jeunes Hollandais de sa compagnie mourraient la même année que lui.

Cette idée le frappa tellement qu'il mourut effectivement à l'époque indiquée, ainsi que l'un des deux Hollandais.

L'autre, Daniel Heinsius, devint languissant et eut bien de la peine à éviter le fatal horoscope.

X

Puisque l'imagination a assez d'influence sur la vitalité des organes pour amener la mort, pourquoi ne pourrait-elle pas, dans certains cas, en modifier favorablement les fonctions?

Secondés par l'espérance et la foi, des remèdes insignifiants opèrent souvent des prodiges.

On sait que certains rois avaient le privilége de guérir les scrofules en les touchant.

La « main de gloire, » qui était la main desséchée d'un pendu, produisait des effets du même genre.

Stahl et plusieurs autres médecins éminents ont vu son application sur une tumeur en déterminer la résorption par suite de l'effroi qu'elle inspirait aux personnes naïves et faibles d'esprit.

Ambroise Paré procura des sueurs abondantes à un malade en lui faisant croire qu'une drogue tout à fait insignifiante qu'il lui avait administrée était un sudorifique violent.

Hippocrate disait avec raison que souvent le médecin guérit plutôt par la confiance qu'il inspire que par les remèdes qu'il prescrit.

Si miser est medicus, medicamina bina venenant.
Si fortunatus, bina venena juvant.

Souvent c'est pendant le sommeil, lorsque les sens ne sont plus en état de coordonner les mouvements de l'imagination avec les réalités du monde extérieur, que cette « folle du logis » devient la maîtresse de la maison.

Les impressions qu'on a dans les songes peuvent causer les mêmes phénomènes pathologiques que celles qu'on éprouve pendant la veille.

On cite des cas nombreux d'individus qui sont devenus épileptiques à la suite d'un rêve effrayant.

On a vu, si l'on en croit Brandis, la diarrhée survenir chez des personnes qui avaient pris de la rhubarbe en songe.

L'abbé Forichon, docteur en médecine, a vu une personne affectée d'ictère par suite d'une frayeur éprouvée dans un songe où elle avait cru tomber dans un puits.

Il arrive que des individus qui se réveillent après avoir entendu en rêve un coup de canon, éprouvent encore dans les oreilles une vibration douloureuse.

Une image fantastique très brillante qu'on voit en songe peut laisser au réveil une figure de même forme, mais obscure.

Gruithuisen cite un fait curieux : après avoir vu en rêve du spath-fluor violet sur des charbons ardents, une personne de sa connaissance aurait, en se réveillant, aperçu, conformément aux lois de l'optique, une tache jaune sur un fond bleu.

X

Une lésion de texture peut même se produire sous l'influence exclusive de l'imagination.

M. Abraham Levin raconte qu'un homme vit une nuit en songe un individu de grande taille, habillé d'une veste polonaise, venir sur lui tenant à la main une pierre, qu'il lui lança violemment sur la poitrine.

Cet homme, s'étant éveillé, sentit une douleur assez vive au point où il avait cru être frappé, et l'on put y constater la présence d'une large ecchymose.

L'histoire nous apprend que les solitaires de la Thébaïde et quelques visionnaires portaient sur leur peau des traces rougeâtres laissées par le fouet du démon ou de l'ange qui les avait châtiés.

Nous avons parlé dans un autre ouvrage d'une femme de chambre qui, ayant vu un chirurgien pratiquer une saignée à sa maîtresse, éprouva au pli du coude le sentiment d'une piqûre, et vit peu de temps après apparaître une petite plaie en cet endroit.

Si nous avons autant insisté sur le pouvoir de l'imagination, c'est parce qu'il rend compte de guérisons réputées miraculeuses.

Au point de vue pratique, nous avons voulu faire comprendre que pour obtenir beaucoup de la médecine, il faut avoir une confiance absolue dans le médecin.

Un malade ne doit jamais se laisser imposer par des considérations d'un ordre secondaire, telles, par exemple, que la conformité des opinions politiques ou religieuses, un médecin dont il suspecte le savoir et l'honorabilité.

XI

Les joyeux guérissent toujours.

AMBROISE PARÉ.

Pindare raconte qu'Esculape traitait certains malades en leur faisant entendre des chants agréables.

Au nombre des influences abstraites qui sont de véritables puissances dans l'art de guérir, il faut placer la gaieté et la joie.

L'observation prouve que ces passions « diastaltiques » favorisent d'une manière remarquable la guérison des maladies.

En déterminant l'expansion et en portant les mouvements vitaux vers la périphérie, elles allégent les organes internes de tout le poids des maladies qui s'y accumulaient, et permettent à l'économie de ressaisir ses forces.

Elles contribuent à la longévité en régularisant les fonctions.

« La joie du cœur, dit l'Ecclésiaste, est un trésor inestimable et prolonge la vie. »

Si l'espérance est aussi salutaire, c'est parce qu'elle est une joie anticipée, un à-compte sur le bonheur.

×

On raconte que Claude de Peresc, ce savant que Bayle appelait le « Procureur général de la littérature », éprouva tant de plaisir en recevant une lettre du président de Thou, qu'il fut subitement guéri d'une paralysie qui affectait surtout la langue, organe dont il recouvra si bien l'usage, qu'il put chanter un hymne plaisant renfermé dans la lettre.

Le professeur Conringius fut guéri d'une fièvre tierce par le plaisir de causer avec le célèbre anatomiste Meïbomius.

Alexandre de Palerme guérit Alphonse-le-Sage d'une fièvre de langueur en lui lisant Quinte-Curce. La lecture de Tite-Live produisit le même effet sur Ferdinand-le-Catholique.

L'abbé de Bois-Robert, l'un des fondateurs de l'Académie française, amusait le cardinal de Richelieu par ses plaisanteries fines et agréables.

Aussi le médecin du ministre avait-il coutume de dire à son illustre client : « Monseigneur, toutes vos drogues sont inutiles si vous n'y mêlez une once de Bois-Robert. »

X

Les passions douces égaient l'horizon de l'existence, dit Feuchtersleben ; elles excitent sans fatiguer, elles réchauffent sans consumer, et transforment par degrés la flamme qui brûle dans chaque cœur en une lumière calme et fécondante.

Elles sont les indices de la véritable force qui n'abdique jamais son empire.

Ambroise Paré, Ruysch, Mackensie, regardent la joie comme le meilleur remède de toutes les affections chroniques.

On en a souvent constaté les heureux effets dans la jaunisse, la paralysie et surtout dans les maladies de langueur.

La joie peut rompre le cours d'une fièvre, comme elle soulève presque sur-le-champ, plein de santé, ce pauvre soldat qui se mourait de nostalgie sur un grabat d'hôpital.

Elle a souvent de très bons effets dans le scorbut. Les indications morales de cette maladie avaient été parfaitement saisies par ceux qui entreprenaient de longs voyages sur mer, et parmi eux il faut citer le capitaine Cook.

Van Swieten raconte qu'un goutteux condamné à mort, guérit en apprenant qu'il était gracié.

On a pensé qu'il fallait, jusqu'à un certain point, rapporter à la joie le genre d'effet que Tissot voulait obtenir dans certaines maladies avec asthénie, dans les affections scrofuleuses des enfants, lorsqu'il conseillait de les chatouiller.

« Je me suis servi, dit-il, plus d'une fois, avec un succès marqué, du rire excité par le chatouillement chez les enfants faibles pour qui je craignais la nouûre, qui étaient pâles, maigres, languissants.

« J'ose recommander ce secours bien dirigé comme une ressource infiniment plus efficace que tous les remèdes, quand il y a croupissement d'humeurs dans les viscères ou manque d'action dans les solides.

« On met l'enfant sur un lit ou à terre sur un drap et, en badinant, on le chatouille aussi longtemps qu'il paraît s'en amuser. On finit dès qu'il paraît le désirer.

« Quelquefois dix ou douze jours de cet exercice suffisent pour changer très sensiblement la physionomie des enfants, en leur donnant plus de couleur et un air beaucoup plus animé et plus fort. »

Un modificateur du même ordre, qui semble trouver dans le corps de l'homme une aptitude toute particulière pour en ressentir les effets, c'est l'harmonie.

Aussi la musique était-elle considérée chez les Grecs comme une des branches de l'art médical.

Apollon, brillante expression de la lumière,

était à la fois le dieu de la musique et celui de la médecine.

La mythologie grecque, en attribuant ce double rôle au fils de Latone, cachait une vérité sous le voile de la fiction.

Elle exprimait par une allégorie ingénieuse la puissance du rhythme comme moyen de régulariser le jeu de nos organes et de calmer nos douleurs.

X

La lyre, qui était un des attributs d'Apollon, peut être considérée comme le symbole poétique de notre organisme.

C'est, en effet, par une série de petits mouvements ou de vibrations que la vie s'agite dans nos tissus.

Le cœur et le poumon frappent une mesure à deux temps.

Toute la science du médecin se réduirait, suivant Bacon, à accorder et à toucher la lyre humaine, de manière à en obtenir des sons forts et agréables.

X

Qui ne connaît l'influence sédative du rhythme sur le système nerveux?

Le balancement cadencé du berceau ou la mélopée plaintive d'une nourrice ne suffisent-ils pas souvent pour amener le calme chez le petit être qui souffre?

Chiron jouait du luth pour apaiser les emportements d'Achille. La harpe de David calmait les fureurs de Saül.

Quand les rois grecs partaient pour les combats, ils plaçaient auprès de leurs épouses des musiciens chargés d'entretenir leur chasteté en jouant sur le mode dorique.

Le chancelier Thomas Morus se servait de la musique pour adoucir l'humeur acariâtre de sa femme.

Polybe attribuait la férocité des Cynéthéens à ce qu'ils étaient le seul peuple de l'Arcadie qui ne connût pas la musique.

La musique néanmoins peut aussi, suivant son caractère, produire des effets incitatifs.

L'exemple le plus frappant que nous fournisse

à cet égard l'antiquité est celui d'Alexandre, que Timothée pouvait jeter dans la fureur en jouant sur le mode de Phrygie, et qu'il calmait sur-le-champ en passant au mode lydien.

×

Le rhythme sonore peut, en donnant une nouvelle impulsion au rhythme vital et en relevant les mouvements du cœur, faire cesser l'état de syncope et de léthargie.

Alibert raconte qu'une jeune femme plongée dans une mélancolie profonde, et atteinte de convulsions et de syncopes qui duraient des heures entières, fut guérie par les sons mesurés et harmonieux du célèbre violoncelliste Bénazet.

Cet artiste lui-même rapporte qu'à la suite d'une fièvre typhoïde qu'il avait eue dans sa jeunesse, il n'avait été tiré d'une profonde léthargie qu'en entendant la *Marche des Tartares* de Kreutzer, jouée sur un orgue de Barbarie.

Quarin cite l'observation d'une jeune fille qui fut guérie de l'épilepsie par la musique.

La malade ayant un soir entendu de la musique

au moment où elle ressentait les signes précurseurs d'un accès, n'en éprouva que les préludes. Ce remède fut répété toutes les fois que l'accès devait se montrer, et la nature, contrariée dans ses dispositions vicieuses, perdit enfin l'habitude des mouvements convulsifs.

X

Les anciens avaient l'habitude de mêler la musique et le chant aux plaisirs des festins.

Les convives chantaient alternativement ou en chœur, tenant à la main une branche de myrte ou de laurier.

Notre digestion n'est jamais plus facile que lorsqu'une émotion douce et modérée, comme la gaieté, vient s'asseoir à notre table.

Un médecin distingué rapporte qu'il lui est arrivé plusieurs fois d'attribuer l'origine de certaines gastralgies et affections hypocondriaques à l'habitude qu'avaient les patients de prendre leur nourriture seuls et silencieux.

On a remarqué que les troupeaux paissent plus longtemps et avec plus d'activité au son du flageolet ou de la cornemuse, ce qui fait dire aux Arabes que la musique les engraisse.

X

On a raconté qu'un des médecins les plus célèbres de notre époque, le docteur Récamier, envoyait tous ses dyspeptiques et ses gastralgiques à la colonne Vendôme, pour y entendre chaque soir la retraite et suivre les tambours.

C'est le même praticien qui, consulté pour une dyspepsie grave par une très noble dame, écrivit la prescription suivante :

« L'estomac aime le rhythme.

« Madame la Marquise prendra ses repas au son du tambour. »

La prescription fut ponctuellement exécutée. La malade loua deux tambours de la garde nationale, qui, le matin à déjeuner et le soir au diner, vinrent pendant deux mois exécuter des roulements sous les fenêtres de sa salle à manger.

Le spirituel docteur Véron disait qu'il ne pouvait plus digérer sans musique.

L'opéra du Caïd, où le tambour joue un grand rôle, lui faisait surtout un bien extrême.

×

Il y a près de trois siècles, J.-B. Porta crut avoir trouvé dans la musique une panacée universelle.

Il prétendit que des instruments fabriqués avec du bois de plantes médicinales produisaient une musique empreinte des propriétés curatives inhérentes à ces végétaux.

D'après sa théorie, aucune fièvre intermittente ne résisterait aux accords d'un violon en bois de quinquina;

Les modulations d'une clarinette en bois résineux seraient souveraines contre les affections des voies respiratoires qui réclament l'emploi des balsamiques;

Les sons d'une flûte en bois de gaïac guériraient infailliblement le rhumatisme et la goutte.

Pardonnons ces aberrations thérapeutico-musicales au célèbre physicien qui, quelques années plus tard, immortalisa son nom en découvrant la chambre obscure.

X

La musique exerçait sur l'imagination mobile et féconde des Grecs un empire qui tenait du prodige.

Aussi comprenons-nous que ce peuple ait exagéré la puissance de cet art comme moyen de guérir les maladies.

Mais sous notre climat et dans l'état actuel de nos mœurs, nous ne pouvons admettre avec Baglivi, Desault, Bouvet, Kircher, etc., que la musique ait pu guérir des cas de phthisie, de goutte, de peste, d'hydrophobie, de sciatique, etc.

Nous ne pensons pas que de nos jours aucun malade soit disposé à imiter cet homme de qualité dont parle Vigneul de Marville, qui, chaque fois qu'il était souffrant, au lieu de recourir aux médecins, faisait appeler des violons.

Quelque limitées que puissent être les vertus thérapeutiques de la musique, on ne peut toutefois refuser à ce modificateur moitié physique, moitié moral, une action puissante dans certaines maladies nerveuses et mentales

Comme agent de dérivation morale, la musique

peut, en atténuant le sentiment de la douleur, faire cesser en même temps l'irritation qu'elle produit.

Elle peut guérir des maladies spasmodiques en imprimant aux fibres un mouvement réglé dont elles finissent par prendre l'habitude.

Elle peut, enfin, remédier à la perversion du rhythme des facultés physiques chez les gens vaporeux, les hypochondriaques, les hystériques, dont tous les mouvements sont brusques, saccadés, imparfaits.

X.

Ajoutons que, d'après les enseignements de l'expérience, c'est la musique dramatique qui est la plus propre à remplir l'objet de la médecine.

« C'est ce genre de musique, dit un observateur profond, c'est l'illusion dont elle est environnée pendant l'action théâtrale, qui excite dans l'âme ces grands mouvements, ces émotions puissantes que l'on peut, à juste titre, nommer médicatrices. »

XII

> Les Français ont une locution charmante à l'adresse de ceux qui épient trop obstinément le jeu de leur organisation. Ils disent : « Ils s'écoutent trop. »
>
> W. Richter.

Dix-neuf siècles nous ont transmis deux vers qui, pour parler le langage usité il y a cent ans, resteront « éternellement inscrits au fronton du temple d'Esculape : »

> Principiis obsta ; sero medicina paratur
> Quum mala per longas convaluere moras.

Ce n'est point à la faveur du prestige de la poésie que cet aphorisme d'Ovide a traversé les âges. Sous une forme sévère, il s'est imposé à la mémoire des hommes, parce qu'il est l'expression concrète de la sagesse et du bon sens.

Il faut, en effet, se hâter d'agir dès qu'un symptôme de mauvais augure semble menacer l'organisme d'un danger sérieux.

La plus légère lésion peut, dans certains cas, avoir des conséquences funestes. « Un grand malheur, dit un proverbe arabe, peut passer par un petit trou. »

×

« Le mal, d'après le Talmud, est d'abord un passant, puis notre hôte, puis notre maître. »

Mais s'il est imprudent de laisser une maladie prendre droit de domicile dans l'organisme, il est tout aussi peu raisonnable de s'effrayer à la première manifestation d'un symptôme insolite, et de s'armer de moyens violents pour repousser l'ennemi, souvent imaginaire, qui vient assaillir le logis.

Bien des gens sont victimes d'un amour trop attentif à de petites douleurs, et demeurent tourmentés de souffrances pour les avoir caressées.

La santé est comme les enfants. On la gâte par une tendresse excessive et des soins trop assidus.

X

On peut dire qu'une santé parfaite n'est qu'un idéal, une chimère qui ne se réalise jamais.

Si l'on considère la délicatesse, le nombre infini, la diversité et le travail incessant des rouages dont se compose la machine humaine; si l'on réfléchit à la multitude des influences physiques et morales qui tendent à en troubler l'harmonie, on comprendra qu'il est presque impossible que l'organisme soit dans un état d'intégrité absolue.

Dans l'immense majorité des cas, au lieu de cette perfection où toutes les fonctions sont censées s'exécuter avec un fini imaginaire, il n'existe qu'une exécution suffisante pour assurer une santé relative.

Il n'est personne qui, en s'étudiant avec une attention méticuleuse et soutenue, en interrogeant continuellement ses différents organes, ne puisse découvrir dans son individu quelques déviations de l'état physiologique.

Un savant que Feuchtersleben appelait « le plus spirituel des hypochondriaques et le plus hypochondriaque des hommes d'esprit, » le professeur Lichtenberg, de Goettingue, disait :

« Si les hommes voulaient se donner la peine d'étudier leur état avec un verre grossissant, ils auraient la satisfaction d'être toujours malades. »

Quel est l'homme qui, même au milieu de l'épanouissement de la plus brillante santé, ne pourrait, en scrutant minutieusement ses organes et ses fonctions, y découvrir quelque légère anomalie, soit un enduit saburral de la langue, soit un nuage flottant dans l'urine ou un gaz gémissant emprisonné dans les circonvolutions de l'intestin ?

×

Non seulement la vie est triste pour l'homme oisif ou faible d'esprit qui épie ses sensations et étudie son état avec le verre grossissant dont parle Lichtenberg,

Mais en fixant trop obstinément son attention sur une partie du corps il finit par en pervertir la sensibilité et par en altérer les fonctions.

Les organes travaillent dans le mystère et le silence. On dirait qu'ils se déroutent lorsqu'on épie leur jeu de trop près, comme un ouvrier habile que troublerait l'insistance d'une curiosité indiscrète.

Des hommes doués de la meilleure santé, mais convaincus que leur mort doit arriver un jour qu'ils désignent, ont rendu le dernier soupir à l'heure qu'ils avaient eux-mêmes fixée.

Si la cessation brusque de tous les phénomènes de la vie peut être la suite d'une imagination frappée, croira-t-on que la certitude que l'on pense avoir acquise de l'existence d'une affection grave ne puisse déterminer le mal qu'on redoute ?

Ce sont, en général, les troubles de l'appareil digestif que l'imagination est le plus apte à réaliser, parce que c'est le système qui a les sympathies les plus nombreuses, les connexions les plus intimes avec l'âme.

Si le cerveau, comme on l'a dit, est le monarque des viscères, l'estomac en est sans contredit le premier ministre.

La digestion chez les hypochondriaques est, en

général, d'autant plus pénible qu'ils s'en occupent davantage.

Je donnais des soins, il y a trois ou quatre ans, à un maniaque qui passe ses journées à peser ses aliments et ses déjections, non plus, comme Sanctorius, par amour de la science, mais dans l'intérêt de son individu.

Il voulut un jour faire une expérience hardie et augmenta de deux grammes la ration de pain, assez copieuse d'ailleurs, qu'il s'allouait d'habitude pour son déjeuner.

Inquiet après l'ingestion de ce surcroît d'aliments, redoutant les suites de sa débauche, il épia avec anxiété la manière dont son estomac accueillerait l'excédant de besogne qu'il lui imposait.

De telle sorte qu'il se donna une indigestion, accident qui ne se serait pas produit si l'estomac n'eût été dérangé dans son travail par les préoccupations importunes du malade.

Une attention trop soutenue modifie aussi avec

une grande facilité le rhythme habituel du système circulatoire.

Morgagni et beaucoup d'autres auteurs ont observé des cas où des individus, à force de se tâter le pouls, avaient fini par y déterminer des intermittences qui n'avaient disparu que du moment où ils avaient cessé de s'en préoccuper.

Il y a soixante ans, quand Corvisart publia son beau traité sur les maladies du cœur, ce genre d'affection devint à la mode, et on n'entendit plus parler que d'anévrismes et de palpitations.

Jean-Jacques Rousseau raconte qu'à force d'étudier sur lui les mouvements du cœur, de rechercher, de réfléchir et de comparer, il s'était imaginé avoir un polype à cet organe, et que les symptômes en étaient assez bien caractérisés pour que Salomon lui-même en parût frappé.

C'est à l'influence d'une attention trop exclusivement concentrée sur le jeu d'un organe capricieux qu'il faut attribuer ces cas d'anaphrodisie dont parle Montaigne d'une manière à la fois si pittoresque et si sage.

Telle est l'explication physiologique de la déconvenue du célèbre amant de Lesbie, et de certains faits analogues qu'on imputait autrefois à des enchantements et à des maléfices.

C'est en frappant l'imagination naïve et crédule du jeune époux, que le sorcier du moyen âge amenait ces défaillances dont on cherchait à conjurer la cause en frottant, par exemple, avec de la graisse de chien noir, la porte de la chambre nuptiale, en jetant sous le lit des fèves coupées par la moitié, etc.

×

Sterne comparait les individus qui sont toujours à veiller sur leur santé, aux avares qui couvent des yeux leur trésor au lieu d'en profiter et d'en jouir.

La vie n'est, en effet, qu'une misérable servitude pour celui qui la consume à méditer sur son « moi » physique.

La science et le raisonnement parviennent quelquefois à réprimer cette ingérence abusive et tracassière du cerveau dans les fonctions intérieures de l'économie; mais l'amélioration est généralement de courte durée.

L'hypochondriaque n'ayant pour ainsi dire l'esprit ouvert que d'un seul côté, se retourne bientôt pour se placer en face des mêmes craintes et des mêmes douleurs.

« Comme Sisyphe, il roule constamment sa plainte sur la pente d'une consolation à laquelle il ne parviendra jamais. »

X

L'individu en proie à une maladie imaginaire ou à une affection dont il exagère la gravité est sombre, irritable, capricieux.

Il se plaint sans cesse, bien que ceux qui l'entourent et qui supportent les accès de sa mauvaise humeur soient souvent plus malheureux que lui.

Il discute avec les médecins, que désoriente l'ubiquité protéiforme du mal qui le torture. Il aime surtout à les pousser jusqu'à l'impasse des causes premières, ne pouvant se mettre dans la tête que la nature, avare de ses secrets, a placé ces causes dans une sphère que ne pourra jamais atteindre l'intelligence humaine.

Constamment inquiet, il consulte à la fois ou successivement un grand nombre de praticiens qui frémissent toujours en le voyant tirer de sa poche l'interminable kyrielle des symptômes incohérents qu'il a constatés depuis la dernière entrevue.

Il s'irrite quand on le traite de malade imaginaire, ou bien se croit mourant lorsqu'on a l'air inquiet à son égard.

Il gémit avec opiniâtreté sur son dépérissement physique; mais, comme l'a remarqué Bourdet, il ne lui arrive jamais de douter un instant de sa valeur intellectuelle.

Sa maladie pourrait s'appeler « légion, » tant elle est complexe et multiforme. Il accuse son foie, son cœur, son estomac, en un mot, tous ses organes; mais il sauve son cerveau et les jugements qu'il porte, afin de conserver dans ses opinions une confiance qu'on serait mal venu de lui contester.

Bien que l'hypochondrie soit en général une

maladie de longue durée, on la voit quelquefois céder assez rapidement à l'orthopédie morale, lorsqu'elle est à son début et qu'elle n'a encore déterminé aucune lésion organique.

Mais il y a des cas où elle dégénère en véritable folie.

L'hypochondriaque, à force de s'acharner contre des illusions qu'il prend pour des incarnations, finit quelquefois par se luxer l'esprit, comme Gallus Vibius, qui devint fou en cherchant à comprendre la cause de la folie.

On a cité comme exemples du dernier degré d'aberration mentale auquel puisse conduire l'instinct exagéré de la conservation, ces hypochondriaques qui s'imaginaient que leur corps était de beurre, comme Gaspard Barlœus; de boue, comme un malade dont parle Arétée; de cire, comme celui qui a été observé par Grimm; de verre, comme le savant dont parlent Sanchez et Boerhave,

Et qui fuyaient la chaleur dans la crainte de fondre, évitaient l'eau de peur d'être délayés, ou refusaient de marcher de peur de se briser.

X

Les personnss souffrantes méritent toute notre compassion. Nous dirons plus, leurs travers méritent toute notre indulgence.

Une femme d'esprit disait : « Nos peines entrent pour beaucoup dans nos défauts. » Il n'est pas difficile d'être aimable quand on est heureux et bien portant.

Néanmoins, les malades imaginaires qui ne sont pas encore entrés dans le domaine des aliénistes et qu'on rencontre tous les jours dans le monde, inspirent en général peu d'intérêt, car leur maladie n'est autre chose qu'un égoïsme élevé à sa plus haute puissance.

Ce sont presque toujours des individus qui, favorisés sous le rapport de la fortune, de l'éducation et même de l'intelligence, n'ont jamais su ordonner leur vie au point de vue de l'hygiène morale, ni comprendre l'importance de leurs devoirs envers la famille et la société.

Aussi Feuchtersleben est-il impitoyable à leur égard.

Le célèbre auteur de « l'Hygiène de l'âme »

qualifie leur état : Un mélange de faiblesse, de paresse, d'égoïsme et de bêtise.

« N'étant pas réellement malades ou plutôt n'étant tourmentés que par de vaines chimères, ils ne méritent aucune pitié. Il faudrait, à mon sens, les déclarer malhonnêtes, ce qu'ils sont véritablement, et, comme tels, les exclure de la société.

« Je dis plus : il serait bon de les faire souffrir. Si la société a jamais le droit de tourmenter un de ses membres, c'est bien dans ce cas. »

×

Je ne vais pas si loin que le baron allemand. Cependant j'avoue qu'obsédé par des malades imaginaires, je leur ai souvent souhaité ce que la société n'a pas le droit de leur infliger : une maladie sérieuse ou une grande affliction.

Un poète a dit : « Le meilleur remède à l'hypochondrie, ce sont les souffrances réelles. »

L'histoire médicale du XVIIIe siècle constate qu'une foule de maladies vaporeuses engendrées à cette époque au milieu des énervements d'une société corrompue, se dissipèrent comme par enchantement au premier souffle de la tourmente révolutionnaire.

On pourrait opposer à l'hypochondriaque l'individu qui, loin de concentrer ses idées sur son « moi, » fait abstraction de sa personnalité sous l'empire d'un sentiment d'abnégation et de dévouement.

L'un s'achemine fatalement vers la maladie qu'il redoute. L'autre s'éloigne, au contraire, des états morbides qui peuvent le menacer.

Combien de fois, par exemple, ne voit-on pas des acteurs courbaturés par la fatigue, abattus par la fièvre, atteints d'affection catarrhale des voies respiratoires, faire un effort au moment où l'heure du spectacle approche, et retrouver tous leurs moyens devant un public qui ne se doute pas de l'énergie qu'il a fallu déployer pour ne pas interrompre ses plaisirs habituels?

Le plus souvent l'artiste qui s'est ainsi dévoué pour ne pas faire manquer une représentation qui promettait d'être fructueuse, se trouve le lendemain, par une sorte de grâce d'état, débarrassé d'une maladie qui l'eût peut-être cloué pour plusieurs jours sur son lit, s'il l'eût écoutée avec trop de complaisance.

M. Foissac raconte qu'un médecin italien, le docteur Fabrizzi, atteint d'une maladie réputée incurable (hydropisie générale symptomatique d'une albuminurie), s'était retiré dans une campagne isolée pour se préparer à la mort.

A peine arrivé dans la retraite qu'il s'est choisie, une famille éplorée vient le supplier de voir un enfant qui avait eu la tête écrasée par la roue d'une charrette.

Il fait un effort sur lui-même, trouve l'enfant sans connaissance, le trépane et le sauve.

La famille l'entoure, arrose de larmes ses mains bienfaisantes, et prie Dieu de le récompenser.

Le docteur Fabrizzi demeure quelque temps ému et pensif.

« Puisque ma vie n'est pas inutile, se dit-il à lui-même, elle ne me sera pas enlevée. Dieu me la conservera pour que je puisse achever ma mission de dévouement envers les pauvres malades. »

Pendant qu'il se livre à ses réflexions, il sent en lui-même une force inconnue. Pour la première fois, depuis huit mois, il dort la nuit suivante d'un sommeil réparateur.

Rempli de confiance, il voit se dissiper rapidement les formidables symptômes de sa maladie, et quelques jours après sa guérison était complète.

Goëthe raconte que s'étant trouvé exposé à la contagion d'une fièvre putride épidémique qui devait inévitablement le frapper, il était parvenu à s'y soustraire par la seule action d'une volonté ferme.

Un médecin allemand, à une époque où l'armée prussienne était décimée par le typhus, ressentit le matin en s'éveillant tous les symptômes qui annoncent le début de cette terrible affection.

Néanmoins, il se dit que le devoir l'appelait vers d'autres individus plus malades que lui.

Il se leva avec peine, fit son service, et, se trouvant mieux, se rendit à un repas auquel il était invité.

La gaîté, un léger excès de bon vin, achevèrent ce qu'une volonté ferme avait commencé.

Il rentra, se mit au lit, transpira abondamment, et le lendemain il était complétement rétabli.

C'est en grande partie à l'exaltation du sentiment de la maternité que les mères qui allaitent leur enfant doivent le privilége d'être moins aptes que les autres femmes à subir l'action des principes morbifiques.

Un autre fait très singulier, mais incontestable, c'est que le défaut complet de développement ou l'aberration de l'intelligence, en ôtant à l'individu la conscience du danger qu'il peut courir, le rend quelquefois réfractaire à l'action des virus ou des poisons.

Ainsi les maniaques s'exposent souvent impunément au virus vénérien ; mais par un autre genre d'inaptitude, ceux d'entre eux qui ont contracté la syphilis exigent des doses doubles de médicaments pour être guéris.

La statistique a démontré que les cas de rage confirmée sont, relativement au nombre des morsures, beaucoup moins considérables chez les enfants que chez les adultes, bien que l'absorption se fasse dans le jeune âge avec une grande rapidité.

XIII

Beaucoup de médecins cachent sous le nombre de leurs formules la pauvreté de leur savoir.

MÉRAT.

Pauca, sed selecta.

***

On raconte que le pape Jules II congédia son médecin, Archange de Sienne, parce qu'il le médicamentait, disait-il, avec trop de ménagements et de douceur.

Il voulait qu'on le traitât comme il traitait lui-même ses sujets et ses ennemis, par le fer et par le feu.

Les malades, à l'époque où nous vivons, ne partagent guère le goût du rude pontife pour les moyens violents et douloureux;

Mais, par suite d'un travers d'esprit que savent exploiter les médecins qui font de leur art un métier, ils se complaisent au milieu de ce luxe de drogues que Bordeu appelait « l'attirail des inutilités médicales. »

Ils ne jugent le plus souvent de l'habileté du praticien que par la complication de ses formules et la multiplicité de ses ordonnances.

Ils désespéreraient de leur guérison s'ils n'apercevaient sur un meuble un étalage fastueux de médicaments, au nombre desquels ils aiment surtout à voir figurer ces préparations dont le mercantilisme inonde les pharmacies et dont les propriétés mensongères s'étalent impudemment à la quatrième page de tous les journaux.

×

Rien n'est aussi funeste à la dignité et à l'utilité du corps médical que l'opinion du vulgaire qui juge d'un œil défavorable l'abstention raisonnée du médecin dans certaines maladies.

Ce qu'il attribue à l'incurie et à l'impuissance n'est le plus souvent qu'un acte de sagesse.

Les grands praticiens ont toujours été sobres de médicaments.

Sydenham, cet homme de génie qui sut, il y a deux cents ans, ramener les esprits à l'observation de la nature et à l'expérience, faisait vingt visites et une seule ordonnance, et cependant peu de médecins ont obtenu d'aussi éclatants succès.

Boerhave ne demandait pour traiter toutes les maladies que de l'eau, du vinaigre, du vin, de l'orge, du nitre, du miel, de la rhubarbe, de l'opium, du feu et une lancette.

Ces agents, habilement appliqués, produisaient entre ses mains des cures merveilleuses. Sa réputation était immense.

On sait qu'un mandarin chinois lui écrivit un jour : « A M. Boerhave, en Europe. »

La complication des formules ne dénote jamais la science, car rien n'est aussi facile que d'aligner une série de prescriptions et de dresser un bordereau de médicaments.

Elle trahit, au contraire, chez le praticien un défaut de tact et de sagacité.

Quand un état pathologique est bien défini et nettement conçu, quand le médecin se rend un compte exact de son siége et de sa nature, la médication la plus simple suffit pour le combattre, puisqu'elle s'adresse au cœur même de la maladie, si nous pouvons nous exprimer ainsi.

Le médecin qui accumule remèdes sur remèdes ressemble un peu au chasseur maladroit ou inexpérimenté qui craint de manquer son but s'il n'a qu'une balle dans son fusil, et qui bourre son arme de chevrotines dans l'espoir qu'un de ces projectiles atteindra par hasard l'endroit vulnérable.

Ne sachant au juste où est le siége du mal, le praticien qui manque de coup d'œil et de tact s'adresse à des symptômes qui n'en sont cependant que la manifestation.

Il ne fait que s'escrimer, à coups d'ordonnances, contre l'ombre de la maladie.

Au lieu de restaurer le bâtiment ou de le consolider par des étais disposés avec art, il se borne à en boucher extérieurement les trous et à en masquer les fissures.

×

Les vieux médecins qui ont beaucoup observé et qui ont étudié avec soin les anciens auteurs, estiment que les crises par lesquelles se jugent beaucoup de maladies sont de nos jours moins accentuées, moins franches qu'elles ne l'étaient autrefois.

Une médication incohérente et trop compliquée déconcerte la nature et la trouble dans ses opérations.

Sydenham avait observé que c'est souvent la profusion inintelligente des médicaments qui imprime aux maladies le cachet de la malignité.

On a remarqué que chez les malades qui ont été fatigués par des remèdes administrés sans choix, sans méthode, les convalescences sont longues et le rétablissement tardif.

×

Les malades doivent surtout se mettre en garde contre certains médicaments dont on a toujours une tendance à abuser à cause de la sensation de bien-être qu'ils procurent. Nous voulons parler de l'opium et de ses diverses préparations : laudanum, extrait thébaïque, etc.

L'opium est un des médicaments les plus précieux que nous possédions. Sydenham l'appelait un « don du ciel, » et disait que sans lui la médecine serait manchotte ou boiteuse. *Sine illo manca esset aut claudicaret medicina.*

Malheureusement l'usage prolongé de cette drogue est périlleux, à cause de l'état d'alanguissement plein de charme qu'il procure.

Le laudanum est le séducteur par excellence des individus nerveux; mais quand on en fait usage, il faut se rappeler ce vers heureux d'un médecin poète :

Du repos à la mort une goutte sépare.

Il paraît que Voltaire est mort pour en avoir pris une dose exagérée.

« Il en prit, dit Condorcet, à plusieurs reprises, et se trompa sur les doses. Le même accident lui était déjà arrivé trente ans auparavant; mais cette fois ses forces épuisées ne suffirent plus pour combattre le poison. »

Par suite de la facilité avec laquelle la tolérance de l'opium s'établit, le malade obligé d'user de doses successivement croissantes, et invité sans cesse par le bien-être momentané qu'il en éprouve, finit par arriver à des doses énormes.

On a vu des malades avaler le laudanum par verrées.

J'ai connu à Dijon une vieille dame qui en était arrivée progressivement à prendre quatre-vingts grains (4 grammes) d'opium tous les soirs.

×

L'influence de l'habitude sur les doses est un fait très remarquable.

Il y a des substances, telles que celle dont nous venons de parler, qui peuvent être élevées successivement à des quantités telles que si on les administrait immédiatement à la dose où l'on arrivera, elles empoisonneraient infailliblement.

Mais il en est d'autres auxquelles l'organisme ne s'accoutume pas et dont on ne peut augmenter les doses sans danger.

Ce sont, par exemple, les préparations cyaniques, telles que l'eau de laurier-cerise, l'acide prussique médicinal, l'eau distillée d'amandes amères, les cyanures de potassium ou de zinc, etc.

Il y a une ancienne pratique qui a beaucoup perdu de son crédit dans les masses, mais à laquelle certaines gens sont encore attachés avec l'obstination féroce de l'ignorance et de la routine.

C'est celle des « remèdes de précaution. »

Autrefois une foule d'individus ne se contentaient pas de faire de leur corps une véritable officine quand ils étaient malades. Ils s'ingurgitaient des médecines en bonne santé et se faisaient même tirer du sang pour prévenir les maladies futures.

Ainsi Guy Patin conseillait aux personnes bien portantes de se faire saigner sept fois par an pour ne pas tomber malades.

Quand il s'agissait de fixer le jour où l'on devait payer son tribut aux idées régnantes, on ne consultait pas les besoins de l'organisme, mais les indications de l'almanach.

X

L'habitude des remèdes de précaution, qui surnage encore par ci par là dans la médecine populaire comme épave de l'ancienne polypharmacie, peut avoir des conséquences désastreuses.

Ce que l'organisme accepte d'abord avec une complaisance passive finit par devenir pour lui un besoin impérieux.

Quand l'échéance est arrivée, le sujet éprouve des symptômes qu'il attribue à une maladie, mais qui ne sont en réalité que l'expression d'un besoin factice déterminé par l'accoutumance.

Forcé d'obtempérer à ce besoin, qui est devenu une des conditions de son équilibre fonctionnel, le malade affirme encore davantage l'habitude qui le sollicite et se trouve ainsi entraîné dans un cercle qu'il lui est le plus souvent impossible de briser.

D'un autre côté, une médication dont on a abusé quand elle n'était pas nécessaire, devient le plus souvent impuissante au moment où elle pourrait être d'un grand secours, parce qu'elle s'est pour ainsi dire naturalisée dans l'économie et que les organes ne réagissent plus sous des impressions avec lesquelles ils sont familiarisés.

C'est un vieux serviteur qu'on a fatigué pour satisfaire à des exigences capricieuses, et qui ne répond plus à l'appel quand on a réellement besoin de ses services.

Rien de plus sage que ce précepte de Celse : « *Cavendum ne in secunda valetudine adversæ præsidia consumantur.* »

Il faut se garder d'user dans la santé les ressources destinées à la maladie.

X

C'est probablement l'abus des médicaments qui prépare et fournit aux adeptes de Hahnemann l'occasion de leurs plus beaux succès.

On a pu se demander si les doses infinitésimales ont une action réelle sur l'organisme, ou si l'homœopathie ne serait pas simplement un arsenal de moyens moraux propres à agir sur l'imagination du malade.

Quoi qu'il en soit, il est à présumer que dans

une foule de cas les doses immatérielles amènent la guérison en rendant le repos à des organismes surmenés par une thérapeutique à outrance, en permettant à la nature de reprendre le dessus, et en protégeant contre toute intervention indiscrète le cours de ses opérations médicatrices.

L'homœopathie a, dans tous les cas, rendu un immense service à la génération actuelle, en la mettant pour ainsi dire en demeure de réformer et de simplifier sa matière médicale.

L'Allemagne, suivant les expressions de Trousseau, devait, comme la lance d'Achille, guérir les plaies qu'elle avait faites. Car c'est principalement de cette contrée que la polypharmacie a débordé autrefois sur l'Europe entière.

X

S'il est dangereux de traiter les maladies avec trop de violence et d'impétuosité, il l'est encore bien davantage, dans certains cas, de ne pas les traiter du tout.

Il ne faut pas imiter ces médecins qui se piquent de scepticisme et enveloppent tous les moyens pharmaceutiques dans une proscription générale.

Ce sont presque toujours des individus ignorants ou peu judicieux, entre les mains desquels la médecine n'a été qu'une arme impuissante ou meurtrière.

Le grand talent du médecin consiste à se tenir en garde contre les dangers que présentent, d'une part une médication brutale, de l'autre une négation absolue de la thérapeutique.

Du reste, la diététique tend chaque jour à restreindre le domaine de la pharmacologie et à reconquérir la place importante qu'elle occupait dans la médecine des anciens.

Nos devanciers avaient merveilleusement compris tout le parti qu'on peut tirer des moyens de l'hygiène dans le traitement des maladies.

N'ayant à leur disposition qu'un petit nombre d'agents pharmaceutiques, la prescription du régime était pour ainsi dire l'unique moyen qu'ils eussent de rétablir l'équilibre dans l'économie.

Aussi voyons-nous dans leurs ouvrages l'air, les aliments, le sommeil, l'exercice et même les mouvements de l'âme « posologiquement prescrits et dogmatiquement dosés, » comme nous dosons aujourd'hui la morphine et le quinquina.

Ils pensaient que « modifier le milieu dans lequel vit un malade, c'est le traiter aussi réellement que si on le gorgeait de remèdes. »

X

Si les anciens guérissaient leurs malades aussi bien que nous guérissons les nôtres malgré l'insuffisance de leur matière médicale et l'imperfection de leurs moyens d'exploration, c'est parce qu'ils comprenaient admirablement l'influence et le mode d'action du régime, et qu'ils en faisaient une savante application.

C'est surtout dans les maladies chroniques que la diététique déploie toute sa puissance.

Ces maladies, en effet, étant pour ainsi dire identifiées avec la constitution actuelle des humeurs et des organes, ne peuvent guère être guéries que par une rénovation générale du système vivant.

De nos jours la thérapeutique hygiénique a été à peu près abandonnée pour la thérapeutique médicamenteuse.

Une verve étrange d'innovation à l'endroit des remèdes s'est emparée de la génération médicale actuelle.

Cette tendance contre laquelle les bons esprits commencent à réagir, et qui s'est surtout produite sous la pression du mercantilisme pharmaceutique, cédera, nous l'espérons, à mesure que le goût des études diététiques se réveillera.

« En renfermant la thérapeutique dans des flacons étiquetés, disait un homme d'esprit, on lui a coupé une aile... et la meilleure. »

La médecine moderne doublera sa puissance quand elle unira le savoir-faire hygiénique de nos devanciers des derniers siècles à l'application des ressources multipliées que lui offre actuellement la matière médicale.

XIV

Mettez à choisir votre médecin toute la prudence et la lenteur nécessaires, mais soyez fidèle à ce choix.

MARC-ANTOINE PETIT.

Le temps n'est plus où le médecin, ami de la famille, voyait grandir les enfants et pouvait étudier leurs idiosyncrasies.

...

Un des travers de notre époque, c'est la facilité avec laquelle le public déplace sa confiance.

La mobilité de la clientèle ne nuit en rien aux intérêts professionnels du médecin, puisque si d'un côté elle lui enlève des malades, de l'autre elle lui en amène.

Mais elle prive les malades des garanties sérieuses que leur donnerait une connaissance approfondie de leur individualité.

Il suffit à un médecin exercé et intelligent de voir une fois un malade pour apprécier son tempérament et sa constitution ;

Mais une longue expérience peut seule lui révéler les idiosyncrasies.

×

Le mot « idiosyncrasie, » qui paraît barbare aux personnes peu familiarisées avec les beautés euphoniques de la langue grecque, indique une disposition particulière qui fait que chaque individu a une manière spéciale d'être influencé par les divers agents capables d'impressionner d'une façon quelconque nos organes.

Il ne faut pas croire, en effet, qu'une substance ou un médicament donné ait une action identique sur tous les individus qui en font usage.

Chaque agent médicinal, indépendamment des propriétés générales qui lui sont inhérentes, se comporte d'une manière spéciale chez chaque individu.

Cette loi de physiologie donne l'explication de ce fait qui se vérifie chaque jour, que certaines médications échouent dans des maladies absolument semblables en apparence à d'autres états morbides contre lesquels elles avaient parfaitement réussi.

Les idiosyncrasies donnent lieu à des anomalies curieuses.

Ainsi M. J. M*** ne peut manger de riz sans avoir un accès d'asthme spasmodique.

Quand Mlle *** mange du miel, surtout du miel en rayons, sa bouche écume et ses doigts bleuissent.

Chaque fois que M*** mange du veau, son corps se couvre d'une éruption urticaire.

Un auteur cite trois personnes qui ne peuvent manger de fraises sans éprouver une vive démangeaison suivie d'éruption.

Je me rappelle avoir lu dans un journal allemand deux observations singulières :

L'une, d'un fumeur endurci chez lequel l'usage du cigare déterminait des crampes violentes aux mollets ;

L'autre, d'une femme qui, chaque fois qu'elle

mangeait de l'artichaut, ressentait une raideur presque tétanique du cou.

Marc cite une dame chez laquelle l'éther sulfurique excite constamment des vomissements et des spasmes.

Ce médicament, et même seulement son odeur, produit un effet analogue chez un acteur des théâtres de Paris.

Bayle parle dans ses œuvres d'un homme chez lequel le café produisait des vomissements plus violents que ne l'eût fait tout autre vomitif. Il ne pouvait même passer devant un café sans en être incommodé.

Praslin fait mention d'une femme chez laquelle l'ingestion de la moindre quantité de vinaigre donnait lieu à une hémorrhagie.

Si des substances alimentaires ou médicinales

qui sont ordinairement d'une innocuité complète, agissent chez certaines personnes comme de véritables poisons, quels doivent donc être dans certains cas les effets de remèdes un peu énergiques?

On a vu des familles chez lesquelles, en vertu d'une idiosyncrasie transmise par voie séminale, les doses les plus légères d'opium provoquaient immédiatement un état convulsif.

Prosper Lucas parle d'une autre famille chez laquelle le calomel, administré aux doses les plus inoffensives, détermine rapidement le tremblement mercuriel.

Gaubius raconte qu'une dame âgée éprouvait une desquamation générale de l'épiderme chaque fois qu'elle prenait la plus petite quantité d'opium.

X

Il ne suffit donc pas que le médecin connaisse à fond la maladie qu'il a sous les yeux; il faut qu'il connaisse aussi le malade.

C'est à la longue et à force de tact et de perspicacité qu'il peut parvenir à se rendre un compte exact de la manière dont tel ou tel agent se comporte chez tel ou tel individu.

Ainsi certains organismes complétement réfractaires à l'action de certains médicaments, sont très vivement impressionnés par les plus faibles doses de certaines autres substances.

La description classique d'une maladie ne s'applique dans tous ses détails à aucun des cas innombrables qui peuvent se présenter dans la pratique.

Il en est de même du tableau que les thérapeutistes ont dressé des propriétés d'un médicament.

C'est une abstraction qui ne se reproduit jamais en réalité d'une manière complète.

XV

> C'est triste de voir des hommes sensés se laisser aller, quand ils sont malades, aux insinuations du plus grossier commérage, ou se livrer à cette classe de gens qu'on pourrait appeler « le demi-monde médical. »

...

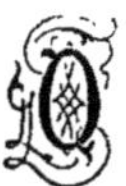N raconte qu'un homme d'État, qui était en même temps un homme d'esprit, disait un jour (c'était en 1848) :

Tendez une corde en travers du boulevard des Italiens et arrêtez indistinctement tous les passants qui se présenteront pendant une heure, une journée, si vous le voulez.

Demandez-leur de vous faire soit une paire de bottes, soit un paletot. Tous vous riront au nez, à l'exception des bottiers et des tailleurs, qui s'empresseront de vous prendre mesure.

Priez-les, au contraire, de vous donner les bases d'une constitution politique ou de vous indiquer un remède contre une maladie quelconque, tous vous répondront aussitôt avec autant d'assurance que d'empressement..... à l'exception des législateurs et des médecins, qui vous prieront peut-être de leur laisser le temps de réfléchir.

Il n'y a pas de science, en effet, dont le domaine soit plus exposé que celui de la médecine aux incursions des profanes, et cependant il n'y en a pas dont la théorie soit plus épineuse et la pratique hérissée de plus de difficultés.

La médecine exige des connaissances si nombreuses et si variées que la vie entière de l'homme le mieux doué au point de vue intellectuel est à peine suffisante pour les embrasser dans toute leur étendue.

C'est en mesurant d'un coup d'œil l'immensité du champ où s'exerçait son génie, que le père de la médecine laissa un jour échapper ce cri de découragement qui a traversé les siècles : *Ars longa, vita brevis.*

×

La philiatrie, — c'est le nom que les anciens donnaient à l'immixtion du vulgaire dans l'art de guérir, — date des temps les plus reculés et paraît inhérente à notre organisation.

Nous ne récriminerons pas contre ce travers d'esprit qui est incurable, et qui, d'ailleurs, a souvent droit au respect, car c'est une des mille formes sous lesquelles se produit la charité.

Nous nous bornerons à faire comprendre en quelques mots que la pratique de la médecine n'est pas aussi simple qu'on se l'imagine généralement, et qu'elle est toujours une arme inutile ou dangereuse entre les mains de ceux qui n'en ont pas fait l'objet exclusif de leurs études et de leurs méditations.

Pour le vulgaire, il n'existe qu'un nombre déterminé de maladies.

Le médecin les a étudiées d'avance; il les reconnaît quand il les rencontre, et leur oppose une médication qui est à peu près invariablement la même pour tous les cas compris sous la même dénomination.

On considère les maladies comme des unités. On les assimile, par exemple, aux plantes, dont chaque espèce présente des caractères toujours identiques.

En réalité, il n'y a pas de maladies; il n'y a que des malades.

Il n'y a pas d'espèces; il n'y a que des individualités.

De manière que chaque cas nouveau qui se présente est un nouveau problème à résoudre, une nouvelle énigme proposée à la sagacité du médecin.

×

Les maladies, telles qu'elles sont décrites dans les traités didactiques, ne sont que de pures fictions.

Une maladie n'est pas un fait immobile, précis, stable, se présentant à l'observateur avec des caractères immuables, comme si la vie physiologique « s'était figée ou crystallisée en une forme déterminée. »

C'est un fait vivant; c'est une évolution, une succession de mouvements spontanés, une série d'actes divers soumis à d'incessantes variations, reflétant la vie individuelle dans toutes ses susceptibilités natives ou acquises.

S'imaginer pouvoir trouver dans un livre une médecine toute faite et soumettre des états morbides si nuancés, si mobiles, si ondoyants et quelquefois si fugaces, à des formules invariables, facilement accessibles à tous, c'est poursuivre une chimère, c'est introduire dans la pratique médicale le procédé de Procuste.

On parcourrait le monde entier qu'on ne trouverait pas deux feuilles d'arbres ou deux visages exactement semblables.

La forme et la physionomie des maladies offrent la même diversité. Un médecin aurait beau vieillir dans la pratique de son art, il ne rencontrerait jamais deux cas parfaitement identiques, exigeant d'une manière absolue la même médication.

Accepter de confiance, quand on est malade, un remède de pacotille vanté à la quatrième page des journaux comme guérissant infailliblement telle ou telle maladie, c'est à peu près comme si on allait se faire habiller chez un tailleur qui n'aurait qu'une sorte de vêtement pour toutes les tailles et pour toutes les saisons.

On ne peut dire d'une manière générale qu'un remède est bon ou qu'il est mauvais.

Un médicament n'a aucune valeur par lui-même.

Il n'a qu'une valeur relative : celle qu'il acquiert lorsqu'on l'applique d'une manière judicieuse à un cas déterminé.

Le vulgaire, qui veut à tout prix simplifier la médecine pour la mettre à sa portée, a une prédilection particulière pour les recettes, c'est-à-dire pour certaines préparations qu'il applique aveuglément, d'une manière inflexible et brutale, aux cas les plus variés et même les plus disparates.

Exemple. L'œil, cet admirable instrument d'optique qu'on ne peut étudier sans une admiration mêlée de découragement, tant il est complexe dans sa perfection, renferme une innombrable quantité de nerfs, de vaisseaux, de fibres, d'humeurs et de membranes.

Chacun des éléments dont il se compose est lui-même sujet à une foule de modifications et de maladies qui sont souvent l'expression d'un état diathésique dont l'appréciation demande des connaissances étendues et un tact d'une délicatesse extrême.

Pour bien comprendre les lésions souvent inextricables dont l'œil peut être le théâtre, il faut avoir étudié non seulement l'anatomie de la sphère ophthalmique, mais l'ensemble entier de l'organisation.

Le médecin le plus instruit hésite souvent en présence d'une maladie grave de l'œil.

Croirait-on qu'il y ait des gens assez naïfs pour ajouter foi aux vertus d'une « eau pour les yeux, » c'est-à-dire d'une eau qui, bien qu'invariable dans sa composition, réponde à elle seule aux mille indications dont nous venons de parler, d'une eau dont l'application locale puisse remédier à un état morbide qui a souvent son point de départ dans les profondeurs de l'économie?

Ce qui enhardit le médecin-amateur dans ses tentatives aveugles et l'entretient dans son erreur, ce sont les succès qu'il obtient ou du moins qu'il croit obtenir.

Un individu qui est en possession d'un remède de famille ou d'une recette dont l'emploi lui a réussi dans un cas donné, entreprend un jour de traiter un malade.

Il lui administre sa panacée et la guérison a lieu.

Aussitôt il s'écrie avec la satisfaction de l'âne qui jouait de la flûte : « Moi aussi, je suis médecin. »

Une deuxième, une troisième cure du même genre viennent bientôt confirmer ses prétentions.

Il ne peut résister à la tentation d'admettre entre le remède et la guérison un rapport de cause à effet, tandis qu'en réalité rien ne prouve qu'il y ait entre eux autre chose qu'un simple rapport de succession.

X

Nous l'avons déjà dit plus haut : c'est la nature seule qui guérit.

Le médecin surveille sa marche, la ramène dans la bonne voie quand elle s'en écarte et la soutient quand elle faiblit.

Il coopère ainsi à l'œuvre de la guérison ; mais c'est elle qui l'accomplit.

Elle possède même souvent assez de force et de ressources pour lutter victorieusement non seulement contre le principe morbide, mais contre le médecin maladroit qui la contrarie dans ses opérations médicatrices.

Aussi voit-on tous les jours des maladies guérir en dépit des traitements les plus fantaisistes, nous dirons même les plus insensés.

Abandonnez à eux-mêmes dix individus atteints d'une affection aiguë.

Huit peut-être guériront.

La science eût sauvé le neuvième. Elle eût calmé les souffrances des huit autres, relevé leur moral en les consolant, et abrégé la durée de leur maladie.

Voilà l'état des services qu'elle eût pu rendre si on eût fait appel aux lumières et au dévouement du médecin.

×

Il y a dans les maladies certaines manifestations qui trompent quelquefois la perspicacité du médecin, et qui égareront toujours les personnes étrangères à l'art de guérir.

Nous voulons parler des phénomènes sympathiques.

Une douleur locale est souvent le cri d'un organe en détresse; mais, si nous pouvons nous exprimer ainsi, ce n'est pas toujours pour son propre compte qu'un organe gémit.

La douleur qu'il exprime n'est quelquefois qu'une manifestation de sympathie pour un autre organe auquel il est lié par des rapports d'affinité.

La migraine, par exemple, n'est souvent autre chose que l'expression de la souffrance d'une partie du corps plus ou moins éloignée de la tête, telle que l'estomac ou l'utérus.

Le médecin à courte vue qui, en pareil cas, se

borne à conseiller des applications calmantes sur la partie douloureuse, au lieu d'attaquer le mal à sa source, ressemble exactement à une mère qui, s'apercevant que son enfant éprouve des démangeaisons au bout du nez, indice de la présence de vers dans le tube digestif, s'obstinerait à barbouiller de pommade l'appendice nasal du petit malade, au lieu de chercher à expulser les parasites qui sont la cause réelle du symptôme incommode dont il se plaint.

Après avoir montré l'insuffisance et les dangers de la médecine extra-scientifique, nous devrions peut-être chercher à prémunir les malades contre les piéges tendus à leur crédulité par le charlatanisme.

Mais nous savons que nos avertissements seraient stériles.

Le charlatanisme est impérissable, car il répond à un des besoins de l'humanité. Il est né le même jour que la médecine et ne mourra qu'avec elle. Songer à l'extirper, c'est caresser une chimère.

Le public, qui croit peu aux intentions généreuses, et qui, comme le disait Champfort, ne peut guère s'élever qu'à des idées basses, voit toujours percer dans les conseils du médecin le mobile de l'intérêt personnel.

Aussi n'est-ce jamais sans regrets que je vois la médecine honnête se compromettre pour des individus qui la narguent en se jetant dans les bras de l'empirisme.

Toutes les fois que le corps médical intervient pour sauver un imbécile aux prises avec un charlatan, il éprouve le sort du bourgeois qui s'entremet bénévolement dans une querelle de ménage.

Les deux époux se retournent d'un commun accord contre l'imprudent qui veut les séparer.

La femme, surtout, se montre peu touchée du procédé chevaleresque de son défenseur. Elle lui répond invariablement, le poing sur la hanche : « Si je veux être battue! de quoi vous mêlez-vous? »

On connaît l'adage : *Vulgus vult decipi.* Nous ajouterons : *Decipiatur.*

Le vulgaire veut être trompé. Qu'il le soit.

Néanmoins quand, plus tard, le tributaire de la médecine illégale revient à nous désillusionné et contrit, ne lui disons pas, comme l'Argan de Molière : « Crève, crève, cela t'apprendra à te jouer à la Faculté. »

Accueillons-le cordialement comme on accueille un enfant prodigue qui, en quittant le giron maternel, n'a fait que céder à de mauvais conseils ou à un entraînement irréfléchi.

Car les victimes du charlatanisme reviennent toujours à résipiscence.

Elles ressemblent au pigeon de la fable qui, séduit par des discours trompeurs, avait quitté le logis pour visiter des pays nouveaux;

Mais qui, plus tard, s'estimait heureux de s'échapper du piége et de revenir, écloppé et plumé, solliciter le pardon de l'amie à laquelle il avait fait infidélité.

XVI

La plupart des malades agissent envers le médecin comme les malheureux envers la Divinité. Ils l'appellent quand ils souffrent, l'aiment pendant qu'il les soulage, l'oublient dès qu'ils ne souffrent plus.

...

Si la médecine date des premiers âges du monde, l'ingratitude envers les médecins est à peu près sa contemporaine.

Les Livres saints eux-mêmes, qui renferment sur l'ensemble de la vie sociale les plus profonds et les plus beaux préceptes qu'on ait jamais formulés, ne demandent pour le médecin qu'une estime restreinte par une prévision égoïste.

L'Ecclésiaste veut que le médecin soit honoré. *Honora medicum.*

Mais il ajoute : *Propter necessitatem;* c'est-à-dire à cause de la nécessité où l'on peut se trouver d'avoir recours à ses services.

Ce serait le cas de dire avec Sénèque : « C'est être ingrat que d'être reconnaissant par crainte. » *Ingratus qui metu gratus est.*

X

Rien, a-t-on dit, ne ressemble plus à l'amour paternel que l'attachement voué par le médecin à celui qu'il a sauvé.

Pour que la similitude soit complète, rien ne ressemble plus à l'ingratitude des enfants que celle de quelques malades envers leur bienfaiteur.

Cette infirmité morale est une des caractéristiques de l'humanité; mais il était réservé à l'époque actuelle d'en consacrer officiellement le principe.

La médecine a cessé d'être un sacerdoce.

Le fisc lui a imposé une patente. Il a fait descendre le prêtre de l'autel pour l'installer dans une boutique.

Soumettons-nous et payons, en nous disant, comme un fantaisiste mélancolique : « Tout dégénère ; c'est la loi du progrès. »

×

Le public a compris notre déchéance et l'a traduite à son profit.

Il y a quelques années encore, quand un client était arrivé au terme d'une heureuse convalescence, une de ses premières visites était pour celui qu'il appelait invariablement « son sauveur. »

Il se présentait chez le médecin le sourire sur les lèvres, et l'acquittement de sa dette était l'expression d'une gratitude dont le temps n'avait pas encore attiédi la ferveur.

Aujourd'hui la visite est tardive et le cœur refroidi.

Le client met en pratique l'assimilation fiscale du médecin au commerçant. Il lui demande « sa note, » comme on demande à un fournisseur une facture dont on se réserve de vérifier les chiffres et de contrôler les détails.

Quelques médecins misanthropes prétendent même que cette note est dans beaucoup de cas un expédient dilatoire, déguisé sous les apparences d'une formalité de politesse et de bon ton.

Mais c'est là une de ces pensées malsaines qui viennent de derrière la tête, pour nous servir des expressions d'un moraliste, et je m'empresse de la rejeter toutes les fois qu'elle se présente à mon esprit.

×

Montaigne, que j'aime tant à citer, disait qu'un médecin n'aurait sa confiance qu'autant qu'il aurait eu toutes les maladies.

Le public, au contraire, aime peu les médecins valétudinaires.

Il prétend qu'un praticien qui n'a pas une santé irréprochable est un argument contre la médecine, et qu'il ressemble à un horloger qui, ayant sa montre dérangée, s'en servirait pour régler celles des autres.

Quand on voit un médecin fatigué et souffrant, on ne manque jamais de lui dire : « Docteur, soignez-vous. »

Les plus malins, ceux qui ont une légère teinte de littérature classique, ajoutent d'un ton prétentieux et narquois : « *Medice, cura te ipsum.* »

On a arraché le médecin de son lit et on l'invite à se tenir mollement couché sous son édredon !

Si le médecin ne se soigne pas, c'est par un sentiment d'abnégation dont on devrait lui tenir compte. S'il néglige sa santé, c'est au profit de celle de ses clients.

XVII

En toute chose il faut considérer la fin.

...

C'est la faiblesse des mourants qui calomnie la mort.

...

Un charmant écrivain dont la morale est aussi douce et aussi consolante que celle de Larochefoucauld est sèche et amère, J.-J. Joubert, disait :

« Au lieu de me plaindre de ce que la rose a des épines, je me félicite de ce que l'épine est surmontée de roses et de ce que le buisson porte des fleurs. »

Tous les malades devraient imiter ce philosophe et pardonner à la souffrance en faveur des compensations qu'elle apporte presque toujours avec elle.

Le procédé de Joubert peut fournir de grandes consolations à tous les âges, mais surtout au déclin de la vie.

La vieillesse a ses avantages comme la maladie. Cicéron les a pour ainsi dire chantés dans ce livre qui donnait à Montaigne l'appétit de vieillir.

N'est-elle pas jusqu'ici le seul moyen connu de vivre longtemps?

Le calcul prouve, d'ailleurs, qu'elle est presque un préjugé. Car il démontre que le quinquagénaire a devant lui le même nombre d'années de vie probable que l'enfant qui vient de naître.

On peut toujours se dire avec le poète espagnol Rojas : « Nul n'est si vieux qu'il ne puisse vivre encore une année; nul n'est si jeune qu'il ne puisse mourir aujourd'hui. »

Ce qui inquiète le plus le malade et l'homme bien portant qui descend le revers du coteau de la vie, c'est qu'un fantôme semble les attendre à l'extrémité du chemin.

Qu'ils se rassurent; ils ne se rencontreront jamais avec lui.

Epicharme, ce philosophe ancien qui préférait une goutte de sagesse à une tonne d'or, disait avec raison :

« Que nous importe la mort ? Elle ne peut nous atteindre. Tant que nous existons elle n'est pas, et lorsqu'elle est nous n'existons plus. »

« Mors est non esse, » disait Sénèque.

×

L'homme a une aversion innée pour la mort, parce qu'il n'était pas destiné primitivement à en être la victime.

Mais la civilisation a beaucoup ajouté à cette répugnance instinctive en entourant la mort de cet attirail lugubre qui en fait un spectre hideux.

Le sauvage sourit en voyant arriver son heure dernière.

Quand un Hindou, par exemple, est sur le point d'expirer, ses parents et ses amis le transportent sur les bords du Gange, l'arrosent avec l'eau du fleuve sacré, et célèbrent par des danses et des chants le moment où il va subir sa dernière métamorphose.

L'agonisant est ainsi initié au monde idéal dans lequel il va bientôt entrer.

La mort lui apparaît souriante, et il voit arriver avec sérénité l'instant où, à la voix de Brama, son âme s'envolera au séjour des Péris.

X

La faux traditionnelle dont est armé le bras de la Mort n'est qu'une fiction poétique.

La mort, a dit « le chantre des Saisons, »

Délie et ne rompt pas les doux nœuds de la vie.

Le dernier instant est préparé par une infinité d'autres instants du même ordre ; c'est la dernière nuance d'un état précédent, la succession nécessaire du dépérissement de notre être.

On commence à mourir avant d'être né, pour nous servir des expressions de Plutarque. Saint Paul disait : « Je meurs tous les jours. »

Le corps que la vie abandonne est comme un vase gercé dont le liquide s'échappe peu à peu. La dernière goutte passe aussi facilement que les autres.

« Pourquoy crains-tu ton dernier iour ? disait un ancien moraliste. Il ne confere non plus à ta mort que chascun des aultres. Tous les iours vont à la mort ; le dernier y arrive. »

Plus on a vu mourir, moins on craint la mort.

Les personnes que leur ministère met en rapports journaliers avec les malades, et qui ont l'habitude de recueillir les dernières sensations et les dernières pensées des mourants, savent qu'à l'exception d'un petit nombre de cas, on meurt doucement et sans douleurs.

Quand la mort est subite, on n'en sent pas les angoisses, puisque le passage est instantané.

Quand elle est précédée d'une maladie, celle-ci, par une sorte d'artifice de la nature, déprime graduellement les forces vitales, et prépare l'âme à abandonner sans regrets un corps dévasté qui n'est plus pour elle qu'un logis incommode.

Enfin, la maladie adoucit les derniers moments en émoussant les sens, en engourdissant l'imagination, en obscurcissant l'esprit, de telle sorte que la douleur n'existe pas lors même que les traits conservent l'empreinte de ses angoisses et de ses convulsions.

×

Il est même certain que le sentiment de langueur et de défaillance qui précède le moment suprême n'est pas exempt de volupté et de douceur.

Lucain disait que la vie nous serait insupportable si les dieux ne nous avaient caché le bonheur qu'on éprouve en mourant.

> Victurosque Dei celant, ut vivere durent,
> Felix esse mori.....

Montaigne, revenu d'une syncope qu'il avait éprouvée en tombant de cheval, regrettait l'espèce de plaisir et d'anéantissement voluptueux que lui avait fait éprouver cette éclipse momentanée de la vie.

Locke parle d'un cavalier irlandais qui ne put jamais voir sans frémir celui qui, en le retirant de l'eau où il se noyait, l'avait arraché à d'ineffables délices.

Hunter, sur le point de mourir, disait à son ami Combe : « Si je pouvais tenir une plume, j'écrirais combien il est facile et agréable de mourir. »

×

Chamberet raconte qu'en se promenant un jour à la campagne, à l'âge de 22 ans, dans un état de santé parfaite, il avait éprouvé, sans cause connue, une syncope dont il avait toujours ignoré la durée.

« Le sentiment de douce langueur et de paix profonde que j'éprouvai, ajoute-t-il, ne m'a laissé que le regret de n'avoir pas franchi alors le passage de l'éternité, et n'a pas peu contribué à me réconcilier avec l'idée généralement si effrayante de la mort, dont la syncope me paraît être une fidèle image. »

Baumé parle d'un homme qui, ayant été

asphyxié et rappelé à la vie, disait qu'à l'instant où il avait perdu connaissance, il avait éprouvé un sentiment inexprimable de volupté.

Un léger délire occupait doucement son imagination, et sur le bord du tombeau non seulement il était exempt d'oppression et de douleur, mais il goûtait une satisfaction délicieuse.

X

Telles sont les consolations que la physiologie peut offrir aux esprits pusillanimes qui redoutent la mort.

Quant à celles que le chrétien doit tirer des enseignements de la foi, nous nous bornerons à citer les belles paroles que Victor Hugo prononçait sur la tombe de Frédéric Soulié, à l'époque où son génie rayonnait dans toute sa splendeur :

« Quand les philosophes, les écrivains, quand les poètes viennent apporter ici à ce commun abîme de tous les hommes un des leurs, ils y viennent pleins d'une foi inexprimable dans cette autre vie sans laquelle celle-ci ne serait digne ni du Dieu qui la donne ni de l'homme qui la reçoit.

« Les penseurs ne se défient pas de Dieu ; ils regardent avec sérénité, quelquefois avec joie, cette fosse qui n'a pas de fond.

« Ils savent que le corps y trouve une prison, mais que l'âme y trouve des ailes.

« Oh ! les nobles âmes des nos morts regrettés ne tombent pas ici dans un piége !

« Non, elles ne rencontrent point ici dans ces ténèbres cette captivité effroyable, cette affreuse chaîne qu'on appelle le néant.

« Elles y continuent dans un rayonnement plus magnifique leur vol sublime et leur destinée immortelle. »

FIN

DIJON, IMP. J.-E. RABUTOT

www.ingramcontent.com/pod-product-compliance
Ingram Content Group UK Ltd.
Pitfield, Milton Keynes, MK11 3LW, UK
UKHW020121200726
13856UKWH00002B/660

9 782011 948816